DIE GESCHICHTE
DER KINDERHEILKUNDE

VON

Dr. JOHANN v. BOKAY
UNIVERSITÄTSPROFESSOR

MIT 99 ABBILDUNGEN

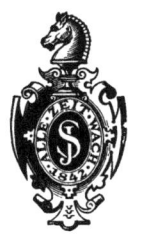

BERLIN · VERLAG VON JULIUS SPRINGER · 1922

ISBN-13:978-3-642-89555-5   e-ISBN-13:978-3-642-91411-9
DOI: 10.1007/978-3-642-91411-9

AUS ANLASS DES 80JÄHRIGEN BESTEHENS
DES BUDAPESTER STEFANIE=KINDERSPITALS
VORMALS PESTER ARMENKINDERSPITAL
UND ZUR 100. GEBURTSTAGSWENDE
JOHANN BÓKAIS SEN.

VORWORT.

In den schwersten Zeiten Ungarns, im Sommer des Jahres 1919, begann ich mit der Verfassung dieses Buches, in jener traurigen Zeit, in welcher meinem tausendjährigen Vaterlande die Gefahr drohte, auf ewig unterzugehen. Nachdem ich lange Wochen hindurch gezwungen war, nach Sonnenuntergang die Abende in meinem Zimmer zurückgezogen zu verbringen, hatte ich genügend Zeit, in meiner Bibliothek nachzuforschen.

Ich bin mir dessen bewußt, daß ich mit der Publikation dieser Arbeit keine vollständige Geschichte der Pädiatrie gebe; ich trachtete jedoch Daten zusammenzutragen, welche vielleicht in der Zukunft anderen, hierzu mehr berufenen, als ich es sein kann, bei der Verfassung einer vollständigen Geschichte der Kinderheilkunde gute Dienste leisten können.

Seit vier Jahrzehnten betätige ich mich als Arbeiter auf dem Gebiete der Pädiatrie und stand mit den hervorragenden Fachgenossen des Auslandes stets in regem Verkehr. Dies diene zur Erklärung dessen, daß bei der Bearbeitung des II. und III. Kapitels meine subjektiven Eindrücke in den Vordergrund treten.

Mein Buch will eine Ergänzung der diesbezüglichen Arbeiten HENNIGS, BRÜNINGS, WOLF-BECKERS sein, die die Geschichte unseres Faches mehr oder weniger ausführlich behandelten.

Mögen meine Fachgenossen dieses Buch mit ebensolchem Wohlwollen empfangen, als mit welcher Liebe zum Fache eine jede Zeile niedergeschrieben wurde.

Budapest, im August 1922.　　　　JOHANN v. BÓKAY.

INHALTSVERZEICHNIS.

„Im großen Geschichtsbuche der menschlichen Kultur sind wenige Kapitel von so allgemeinem Interesse, wie das der Entwicklung der ärztlichen Kunst und der medizinischen Wissenschaft."

(K. F. Wenckebach, 1920.)

Erstes Kapitel.

Das Kindersanitätswesen in der ältesten Zeit und im Mittelalter und die Morgenröte der Pädiatrie im 18. Jahrhundert im Ausland und in unserem Vaterland.

Verläßliche Spuren der Kinderheilkunde lassen sich auf die Hippokratische Epoche zurückverfolgen. Daß sich erste Anzeichen der Entwicklung der Kinderheilkunde schon bei den alten Indern finden, erhellt aus der interessanten Studie von H. Joachim (Berlin), die 1891 im XII. Band des Arch. f. Kinderheilkunde unter dem Titel: Die Diätetik und die Krankheiten des kindlichen Alters bei den alten Indern, erschienen ist. Die primitiven Kenntnisse der alten Ägypter auf diesem Gebiet finden wir im Papyrus Ebers. Schon in den ältesten medizinischen Werken taucht nämlich die Idee auf, daß die einzelnen Lebensalter ihre charakteristischen Krankheiten haben und man beginnt den verschiedenen krankhaften Zuständen der Kinder Aufmerksamkeit zu schenken. In der Zeit nach Christi Geburt[1]) beschäftigen sich Celsus (79), Soranos (100), Galenos (129—199), Oribasios (325—403), Aëtios (550), Paulus Aigenetes (660), ferner zwei hervorragende arabische Ärzte: Razes (850—923) und Ali ibn Al-Abbas (994) bereits eingehender besonders mit einigen

---

[1]) Aus der Zeit v. Chr. blieb uns nur eine schriftliche Arbeit erhalten, die selbständig über die Krankheiten der Kinder handelt, die Arbeit des Demetrius von Apomea unter dem Titel: „De morbis puerorum", die aus dem Jahr 260 v. Chr. stammt und die von Hennig in dem Gerhardtschen Handbuch d. Kinderkrankheiten (Bd. I, 1877) als die älteste Reliquie der Pädiatrie bezeichnet wird.

Leiden des Säuglingsalters, und zwar mit den Entwicklungs-
anomalien (Atresia ani), mit den Nabelerkrankungen, einzelnen
Mundkrankheiten (Soor, Aphthen), den Hautkrankheiten der
Säuglinge, ja sogar mit einzelnen Erkrankungen des Nervensystems
(Tetanus, Hydrocephalus), schließlich mit den tierischen Darmparasiten und der Lithiasis des
Kindesalters usw. Besonders wertvoll für uns sind die Aufzeichnungen des Enzyklopädisten Au-
lus Cornelius Celsus, speziell
aber des Soranos aus Ephesos,
dieses hervorragenden Geburts-
helfers des Altertums, eines Zeitgenossen Galenos[1]), die über die
Pflege von Neugeborenen und
Säuglingen, Stillen, Ammenwahl,
also über die Säuglingshygiene
zahlreiche wertvolle, stellenweise
auch heute noch gültige Angaben
enthalten, wie das aus dem 1894 erschienenen Werk Troitzkys[2]) her-
vorgeht. Schon Celsus (Abb. 1)
hatte festgestellt, daß die Säug-
lingsatrophie nicht nur als Folge
von Nahrungsmangel, sondern
auch infolge von Überernährung
auftreten kann und Soranos
wußte, daß die natürliche Er-
nährung dem Säugling eine erhöhte Widerstandskraft sichert; er
beschreibt die rhachitischen Verkrümmungen der Extremitäten,
als deren Ursache er annimmt, daß die Mütter ihre Kinder unrichtig

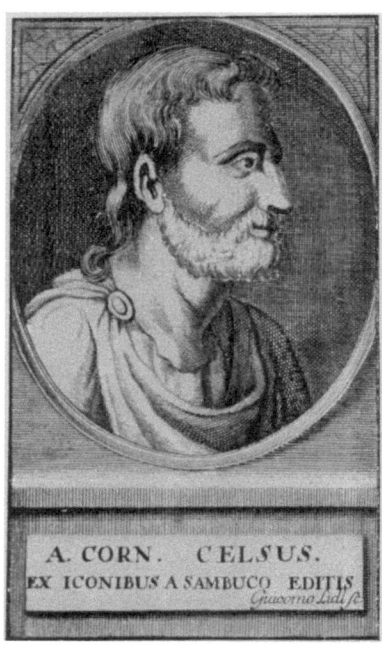

A. CORN. CELSUS.
EX ICONIBUS A SAMBUCO EDITIS
Giacomo Leli f.

Abb. 1.

[1]) Chr. Hack, Zur Geschichte d. Säuglingskrankheiten im Altertum. Inaug.-
Diss. Jena 1913. Fr. Kroner, Über Pflege und Krankheiten der Kinder (aus
griechischen Quellen). Jahrb. f. Kinderheilk. 10 u. 11. Soranus d' Ephèse,
Traité des maladies des femmes. Traduit et annoté par Fr. Jos. Herrgott.
Nancy 1895.
[2]) I. W. Troitzky, Soranus Ephesius als erster Pädiater der Ewigen Stadt.
Arch. f. Kinderheilk. 17. John Foote (Washington), An infant hygiene
campaign of the second century. Arch. of ped., Vol. 37, No. 3. March 1920.

pflegen[1]), und bereits GALENOS lehrte, daß die überernährten Säuglinge zu Krämpfen mehr disponiert sind und daß bei älteren Kindern die Irregularität des Pulses von katastrophaler Bedeutung ist. Interessant ist, daß AËTIOS und SORANOS das gleichzeitige Halten von zwei oder mehr säugenden Ammen raten, was zu jener Zeit in Rom in den Patrizierfamilien auch Mode wurde. SORANOS empfahl übrigens bei künstlicher Ernährung nicht die Kuhmilch, sondern gemolkene Ziegenmilch[2]).

Die auf unser Spezialfach bezüglichen Notizen der angeführten medizinischen Schriftsteller und besonders ihre einschlägigen therapeutischen Verfahren dominierten viele Jahrhunderte lang in der ärztlichen Praxis. Den überzeugendsten Beweis hierfür bildet der Umstand, daß wir in dem 1601 in Venedig erschienenen Buche: „De morbis puerorum“ von HIERONYMUS MERCURIALE, den wir später würdigen wollen, noch auf Schritt und Tritt, auf nahezu jeder Seite seines Werkes den Namen der erwähnten medizinischen Schriftsteller begegnen. Als interessanten Beitrag wollen wir hier anführen, daß die sog. „Zahnungskrankheiten“, die selbst in den 60er Jahren des 19. Jahrhunderts in der Pädiatrie noch ihr Unwesen trieben und erst nach leidenschaftlichen literarischen Fehden (POLITZER, KASSOWITZ usw.) in den 70er Jahren aus der Reihe der Krankheiten verschwanden, von HIPPOKRATES als Krankheitsbegriff in unser Wissensmaterial eingeführt wurden.

Die Ärzte der nachhippokratischen Zeit haben sich, vor der eingebildeten schweren Zahnung und vor den Zahnungskrankheiten fürchtend, nie gerne den Zahndurchbruch abgewartet, sondern waren bestrebt, auf verschiedenen, oft wahrhaft romantischen Wegen das Zahnen zu erleichtern. Sie empfahlen, das Zahnfleisch systematisch mit Hasenmark zu bestreichen, und zur Verminderung der Schmerzen beim Zahnen, Amulette zu tragen. Der Arzt des Kaisers JULIAN ließ zum Bestreichen des Zahnfleisches an Stelle von Hasenmark Butter von Cyprus und Lilienöl anwenden, andere empfahlen in Silber gefaßte Vipern- oder Delphinzähne und grauen Jaspis als Amulette. Wieder andere ließen die Kinder die auch heute noch üblichen Korallenschnüre während des Zahnens

---

[1]) EBSTEIN, Über das Vorkommen rachitischer Skelettveränderungen im Altertum. Virchows Archiv, 193. 1908.

[2]) R. TEMESVÁRY, A tejelválasztás és szoptatás élet-és kórtanának kézikönyve. Budapest 1901.

tragen, und sie benützten das Hasenmark nicht zum Bestreichen des Zahnfleisches, sondern sie verabreichten es innerlich in Wein, ebenso wie auch die Asche von Delphinzähnen (PLINIUS), es gab sogar Debatten über die Frage, ob das Hasenmark den Kindern gekocht oder gebraten verabreicht werde[1]). Iriswurzeln zum Kauen für Kinder, deren Zähne durchbrechen, wurden zuerst von PAULUS AIGINETES empfohlen.

Daß die Entwicklung der Kinderheilkunde in diesen ältesten Zeiten erheblicheren Aufschwung nicht nehmen konnte, ist damit zu erklären, daß das Kindermaterial damals keineswegs hochgeschätzt wurde. Bei den alten Persern wurde für die Behandlung von Männern und Haustieren eine fixe Entlohnung in Naturalien entrichtet, für die Behandlung von Frauen war diese Entlohnung bereits von geringerem Wert, für die Behandlung von Kindern aber konnte der Arzt ein Honorar überhaupt nicht beanspruchen. Es bedurfte Jahrhunderte, bis der Ausspruch FRIEDRICH DES GROSSEN entstehen konnte: le nombre des peuples fait la richesse de l' Etat. Wir wissen, daß LYKURG im Jahre 880 v. Chr. die Erhaltung und Erziehung von schwachen und krüppelhaften Kindern nicht im Interesse des Staates liegend betrachtete und das Gesetz SOLONS 594 v. Chr. war in dieser Beziehung nur wenig milder, auch die Weisen des Altertums, wie PLATO, SOKRATES, ARISTOTELES, vertraten die gleiche Anschauung und sanktionierten sozusagen den Kindesmord. Bei den Römern des Altertums legte die Hebamme den Neugeborenen vor die Füße des Vaters, wenn das Familienhaupt das Kind emporhob und der Mutter übergab, so wurde der Säugling Mitglied der Familie; ließ er es jedoch am Boden liegen und wandte er seinen Blick ab, so wurde das Kind ausgesetzt und fiel demnach dem Tod zum Opfer. Es ist altbekannt, daß in Lakedämonien die schwach oder mit körperlichen Fehlern geborenen Säuglinge vom Berg Taygetos in eine tiefe Schlucht geworfen, in Rom aber wurden die Säuglinge im XI. Stadtbezirk auf dem Forum olitorium, in der Umgebung der Colonna lactaria[2]) und in der Nähe des Aventinhügels, in

---

[1]) L. FLEISCHMANN, Klinik der Pädiatrik. II. Der erste Zahndurchbruch des Kindes nebst einer geschichtlichen Einleitung. Wien 1877.

[2]) „Forum olitorium in eo est colonna lactaria, ad quam infantes lacte alendas deferunt."

Velabrum ausgesetzt und ihr Schicksal beweint nur OVIDIUS, der Dichter. Interessant ist, daß neben den ausgesetzten Säugling in einem kleinen Krug wertvollere Gegenstände gelegt wurden, damit die Kosten der Erhaltung, resp. des Begräbnisses des Kindes gedeckt seien. Das ausgesetzte Kind wurde, wenn es am Leben blieb, nach dem Gesetz als Sklave betrachtet.

Zu Beginn des Christentums, nahm die christliche Liebe, der wir ja auch die Errichtung von zahlreichen Spitälern verdanken, als erste diese unglücklichen Geschöpfe unter ihren Schutz und Erzbischof DARTHEUS gründete im Jahre 787 für sie das erste Findelhaus[1]), das auch vom fachlichen Gesichtspunkt insofern interessant ist[2]), als der gründende kirchliche Hochwürdenträger anordnete, daß die bei der Hauptkirche ausgesetzten Säuglinge vom Kirchenvorstand nicht nur aufzunehmen, sondern auch von Ammen zu säugen, bis zu ihrem achten Lebensjahr zu erziehen und von der Sklaverei zu befreien sind. Dieser Institution folgte viel später im Jahre 1180 das Findelhaus in Montpellier, das von den „Heiligen Geist"-Klosterbrüdern versorgt wurde. Das Ertränken der zahlreichen Säuglinge in dem Tiberis bewog endlich den Papst INNOZENZ III. in Rom nach dem Muster von Montpellier ein großes Findelhaus zu errichten, in diesem wurde zuerst die „Drehlade" (Conservatorio della Ruota) angebracht, die sodann selbst in der ersten Hälfte des 19. Jahrhunderts ein unentbehrliches Requisit der Findelhäuser blieb[3]). Als NAPOLEON I. in seinem Dekret vom 11. Januar 1801 anordnete, daß in jedem einzelnen Arrondissement Frankreichs ein Findelhaus errichtet werde, und innerhalb kurzer Zeit 271 solche tatsächlich eröffnet wurden, war jede einzelne Anstalt mit Drehladen versehen. Ein Fachschriftsteller meinte treffend: „Die Drehlade war die an

---

[1]) Die „Brephotrophien", die damals bereits bestanden, waren mit der Institution der Findelhäuser nicht identisch.

[2]) HÜGEL, Die Findelhäuser und das Findelwesen Europas, ihre Geschichte, Gesetzgebung, Verwaltung, Statistik und Reform. Wien 1863.

[3]) Anläßlich der Gründung des Hamburger Findelhauses im Jahre 1709 wurde über der Drehlade (Torno) folgender Vers als Inschrift angebracht:

„Auf daß die Kindsmordsucht künftig wird verhütet,
Der von tyrannscher Hand der Mutter oft geschieht,
Die gleichsam Moloch's Wuth ihr Kindlein übergiebt,
Ist diese Torno hier auf ewig aufgericht."

der Findelanstalt offensichtlich angebrachte Einladung an gewissenlose Eltern, sich ihrer Kinder zu
entäußern[1]).‟

Prüfen wir nun, welches der Gesundheitszustand der Säuglinge
in dieser ältesten Zeit bei diesem Selektionsverfahren sein konnte.

Im Altertum, in der Zeit v. Chr. Geburt, wurde anscheinend
das Stillen noch allgemein geübt. Wir lesen, daß alle Heldin-
nen HOMERS ihre Kinder selbst stillten (HEKUBA den HEKTOR,
PENELOPE den TELEMACHOS usw.) und bei den Römern hatten
die stillenden Mütter eine besondere Göttin, RUMILIA, zu der sie

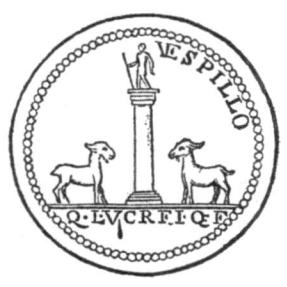

Abb. 2. Die Colonna lactaria
auf einer römischen Münze.

beteten. Bei den Griechen machte es das
Gesetz LYKURGOS' den Spartanerinnen zur
Pflicht, ihre Säuglinge selbst zu stillen und
wie sehr stillende Mütter in Sparta geehrt
wurden, beweist der Umstand, daß eines
ihrer Gesetze jedermann verpflichtete, bei
der Begegnung mit einer stillenden Mutter
diese zu grüßen und ihr den Platz zu über-
geben. Vor Christi Geburt war die künstliche Ernährung in Rom noch kaum gekannt, aber das Stillen der Kinder durch
Ammen war ebenso, wie im alten Ägypten, schon im Schwung,
und reiche Patrizier nahmen, falls ihnen Familienfreuden bevor-
standen, eine Sklavin-Mutter ins Haus, die sodann den Patrizier-
säugling mit ihrem eigenen Kind zusammen nährte (Milch-
geschwister!). Plebejermütter boten am Grünzeugmarkt, dem
Forum olitorium um die Colonna lactaria (Abb. 2) gruppiert,
ihre überflüssige Milch zum Kauf für die ärmeren Eltern, indem
sie fremde Kinder für Geld an ihre Brust legten. In der Zeit nach
Christi griff jedoch die künstliche Ernährung immer mehr um sich,
darauf läßt wenigstens schließen, daß der bissige JUVENAL in
seinen Satiren sich bereits mit den Übergriffen des geschäftlichen
Ammenwesens und den Mißbräuchen auf dem Gebiet der Säuglingsernährung beschäftigt und der große CAESAR wirft den römischen
Müttern vor, daß sie sich mehr mit ihren Hunden und Affen,

---

[1]) H. REICHER, Der Schutz der unehelichen Kinder durch Findelanstalt und
öffentliche Armenpflege. Verhandl. d. 25. Versamml. d. Gesellsch. f. Kinderheilk.
1908.

als mit ihren Kindern beschäftigen, die sie den „assae nutrices" (Kinderfrauen) anvertrauen. TACITUS aber klagt, Rom habe deshalb so wenige hervorragende Söhne, weil die Mütter ihre Kinder nicht selbst nähren.

Daß die künstliche Ernährung zur Zeit CLAUDIUS, FAUSTINUS, VALERIANUS, FLORIANUS und CONSTANTINUS MAGNUS schon weit und breit üblich war, beweisen jene Sauggefäße, die bei den Ausgrabungen von Pompeji in Kindersarkophagen gefunden wurden[1]).

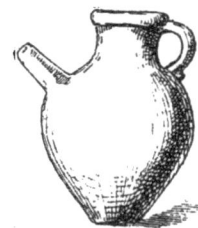

Abb. 3. Römisches Sauggefäß aus dem Altertum.

Ähnliche Gefäße wurden auch in Frankreich im Jahre 1871 anläßlich der im Departement Marne vorgenommenen archäologischen Ausgrabungen an den Tag gebracht und daß sie zweifellos aus der bezeichneten Periode stammen, das beweisen jene Münzen, die neben diesen Gegenständen in den Gräbern gefunden wurden. Diese Flaschen wurden aus Glas oder Ton gefertigt und waren zum großen Teil bauchige aufrechte Gefäße, deren

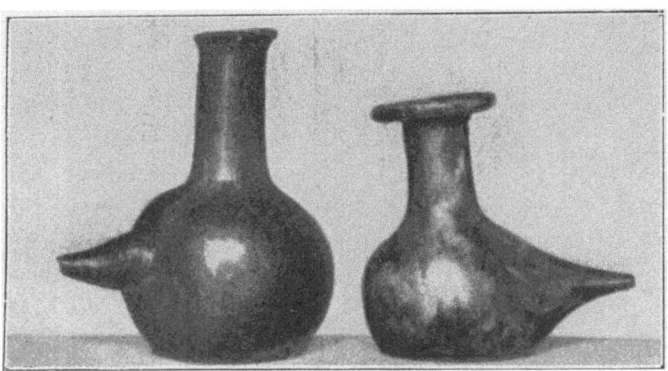

Abb. 4. Fund in Aquincum.

Ausflußrohr der die Form der Brustknospe nachahmende sog. „Guttus" war, durch den der Säugling saugte (Abb. 3). Die Höhe

---

[1]) AUVARD et PINGAT, Hygiène infantile ancienne et moderne. Paris 1889. — H. BRÜNING, Geschichte der Methodik der künstlichen Säuglingsernährung. Stuttgart 1908. — L. DUFOUR, Le biberon à travers les ages dans le pays de Caux Normandie medicale. 1897. — G. I. WITKOWSKI, Curiosités medicales, litteraires et artistiques sur le seins et l'attaitement. Paris 1898.

der Saugflaschen war ungefähr 10 cm, ihre Breite 8 cm. In der archäologischen Sammlung des ungarischen Nationalmuseums konnte ich aus der reichen Sammlung der Funde in Aquincum vor Jahren zwei Glassaugflaschen eruieren (Abb. 4); die eine derselben wurde in einem Bleikindersarg (Ab. 5) zwischen den Knochen gefunden; jede dieser Saugflaschen zeigt ganz die nämliche Form, wie die in

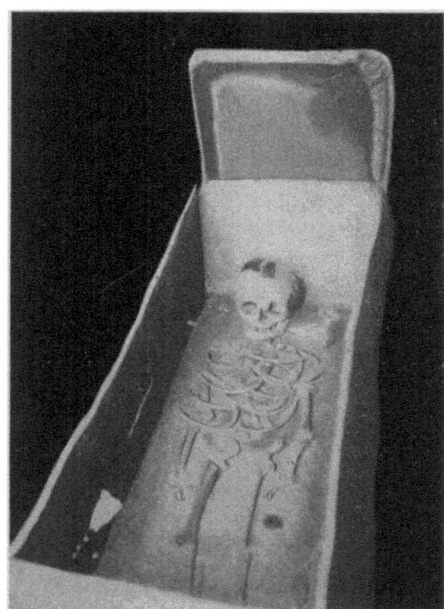

Abb. 5. Fund in Aquincum.

Pompeji usw. gefundenen Gefäße, und daß ähnliche aus Ton hergestellte Gefäße, wie die beschriebenen, auch noch in den späteren Jahrhunderten in Gebrauch standen, das beweisen wieder jene archäologischen Forschungen, die von Abbé Coché in der bei Rouen gelegenen Festung der im 11. Jahrhundert lebenden normandischen Fürsten und des von der Geschichte mit dem Namen „Robert der Teufel" bezeichneten Helden vorgenommen wurden. In den späteren Jahrhunderten kamen nach dem Zeugnis der Geschichte bereits Holz- und Blechflaschen und Gefäße (Abb. 6, 7, 8), später emaillierte Sauggefäße, weiterhin das Saughorn (Abb. 9) in Anwendung (siehe weiter unten) und die Saugflasche kehrt erst Ende des 18. Jahrhunderts zurück, indem der Italiener Baldini im Jahre 1795 die Ernährung mit der Saugflasche als eine ganz neue Methode der künstlichen Ernährung beschreibt. Wenn wir diese Daten berücksichtigen, erscheint es als wahrscheinlich, daß in den Zeiten vor Christi der Gesundheitszustand der Säuglinge ziemlich günstig war, daß dagegen in den Zeiten nach Christi Geburt dieser mit der Ausbreitung der künstlichen Ernährung sich zweifellos erheblich verschlechterte und die

Säuglinge boten den Ärzten jener Epoche ein reiches Krankenmaterial.

Was das Mittelalter betrifft, so konnte in diesem von einem
Fortschritt der Kinderheilkunde keine Rede sein. Mit dem Tod
GALENOS trat in der ganzen medizinischen Wissenschaft eine ein
und ein halbes Jahrtausend dauernde Verlangsamung des Fort-
schrittes ein. Das System GALENOS wurde von den meisten Ärzten
als die höchste Vollendung der medizinischen Wissenschaft betrachtet, wenn auch von einer absoluten Stagnierung nicht ge-
sprochen werden kann.   SUDHOFF hat uns ungemein viel uner-

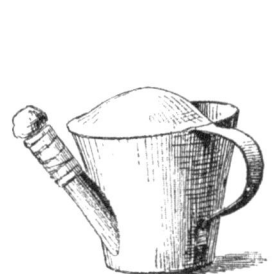 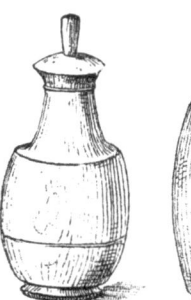 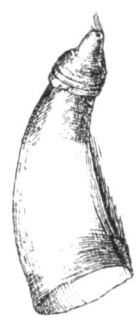

Abb. 6. Blechsauggefäß   Abb. 7, 8. Sauggefäße aus Holz   Abb. 9.
    aus dem Mittelalter.   aus dem Mittelalter.   Saughorn.

wartetes Licht in das zu unrecht verschriene Mittelalter hinein-
gebracht, wenn auch die Völkerwanderungen, das jugendliche
Christentum, das sich mit der Pflege der seelischen Welt befaßte,
die Kreuzzüge und später die Religionsfehden das Interesse der
Menschheit anderen, den Naturwissenschaften fernliegenden Gebieten zulenkten. Wir können ferner nicht außer acht lassen, daß
der Verfall der medizinischen Wissenschaften eine Teilerscheinung
des Absterbens der antiken Welt war und daß derselbe auch
abgesehen von den ungünstigen Zuständen im Mittelalter einge-
treten wäre.

Mit dem Christentum vereint hielt auch der Wunder-Glaube
seinen Einzug, der den Mystizismus des Mittelalters erklärt
und jene unvoreingenommene Naturbeobachtung, die das 5. vor-
christliche Jahrhundert und die Hippokratische Schule so hoch-
gehoben, ungünstig beeinflussen mußte.

Die im 16. Jahrhundert anbrechende große Reformation und Renaissance, die gleichzeitig auf den Gebieten der Religion, der Künste und der Wissenschaft auftrat, ist dennoch nur vom Mittelalter vorbereitet worden, weil es die Traditionen der antiken Welt bewahrt hatte. Im 6. Jahrhundert siedelten sich die vor JUSTINIANUS fliehenden hochgebildeten Nestorianer in Byzanz an, sie wurden und blieben die Depositäre der griechischen Kultur, deren treu bewahrtes Material sie 1453, nach dem Fall Konstantinopels, nach dem Westen zurückbrachten und damit dort deren Fortbildung resp. die Renaissance der griechischen Wissenschaft ermöglichten. Inzwischen aber wurde während des Mittelalters in den Klöstern eifrig gearbeitet, und die Mönche kopierten fleißig die alten Klassiker. Am lebendigsten wurden jedoch die alten Traditionen, besonders GALENOS, von den Arabern bewahrt; sie waren bestrebt, in die sich beinahe versteinernden Dogmen Leben zu hauchen.

Der freiere Geist, der sich zu entfalten anschickte, taucht bereits im 13. Jahrhundert auf. Das große Trifolium: PETRARCA, ARNALDUS DE VILLANOVA und ROGERIUS BACO bekämpft den blinden Autoritätenglauben, die Astrologie, die Uroskopie und den Mystizismus, und sie bereiten das Feld für die Schöpfungen der großen Reformatoren des 16. Jahrhunderts vor.

Die Irrtümer GALENOS, die von den 1125 bereits ihre Tätigkeit beginnenden Universitäten (Bologna, Paris) noch mehr bestätigt werden, finden erst durch die grundlegenden anatomischen Studien ANDREAS VESALIUS (1515—1564) und durch die Arbeiten PARACELSUS (1493—1571), AMBROISE PARÉ (1510—1590) und später WILLIAM HARVEY (1578—1657) langsam Klärung, und diese gaben erst den eigentlichen Anstoß zum realen Ausbau der modernen medizinischen Wissenschaft.

Bis zum 16. Jahrhundert verblieb die Kinderheilkunde auf dem alten (CELSUS, SORANOS, GALENOS usw.) Niveau.

Erst vor einigen Jahren entdeckte Prof. LANDOUZY in Paris ein handschriftliches Werk des ALDEBRANDIN von Siena, Hofarzt LUDWIGS XIII., das über die Körperpflege handelt; in diesem beschäftigt sich der Autor nebst der Pflege der graviden Frau eingehend mit der Pflege und der Ernährung des Neugeborenen sowie mit der Ammenwahl. Er schildert genau das damals übliche Einbinden der Säuglinge (Abb. 10, 11), das mit dem bis zum Hals reichenden unbarmherzigen Einwickeln der römischen Säuglinge im Altertum vollkommen identisch ist, wodurch sowohl die oberen, wie auch die unteren Extremitäten immobilisiert wurden[1]), angeblich, um deren Verkrümmung oder falsche, fehlerhafte Stellung zu

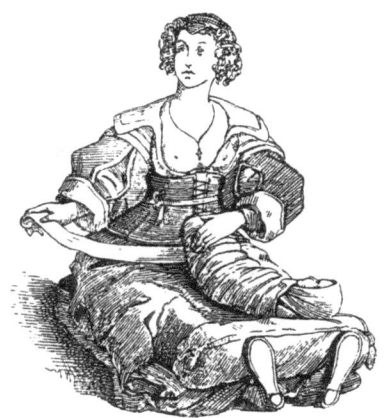
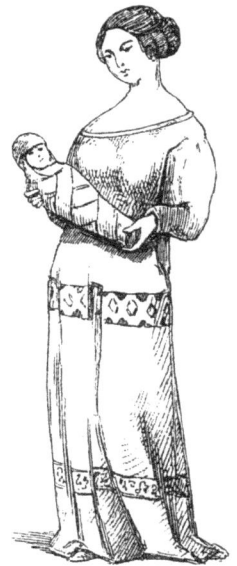

Abb. 10 u. 11. Einbinden im Mittelalter.

verhindern. Es ist zu verwundern, daß dieses brutale Einwickeln sich in der Praxis so lange hartnäckig erhalten hat und von den Römern auch in das Mittelalter übernommen wurde, wo doch bereits die Spartaner das Einbinden verurteilten und die freie Bewegung der Extremitäten der Säuglinge in keiner Weise beschränkten, wie wir das in dem Buche eines alten Schriftstellers (Th. BARTHOLIN, 16. Jahrhundert) lesen: „Spartanorum autem infantes in lucem editi fasciis non illigabantur sed soluti et nudi ferebantur: arte tamen quadam membra eorum ad concinnitatem et decus conformabantur[2]).

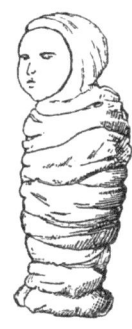

Abb. 12.
Einbinden im Altertum bei den Römern.

[1]) AUVARD et PINGAT, l. c. — G. SPIRA, Le vêtement de l'enfant en bas âge, son histoire, son hygiène. Bébé, 1905, 15. Jan.

[2]) Die spartanischen Säuglinge wurden nach ihrer Geburt nicht eingewickelt, sondern nackt und frei getragen, ihre Extremitäten aber mit gewissen Handgriffen schön und ebenmäßig geformt.

Der am Findelhaus zu Florenz sichtbare weltberühmte Bambino des hervorragenden Bildhauers des 15. Jahrhunderts LUCA DELLA ROBBIA, sowie das Gemälde des Versailler Museums, das LUDWIG XIV. als einige Monate alten Säugling mit seiner Amme, ferner

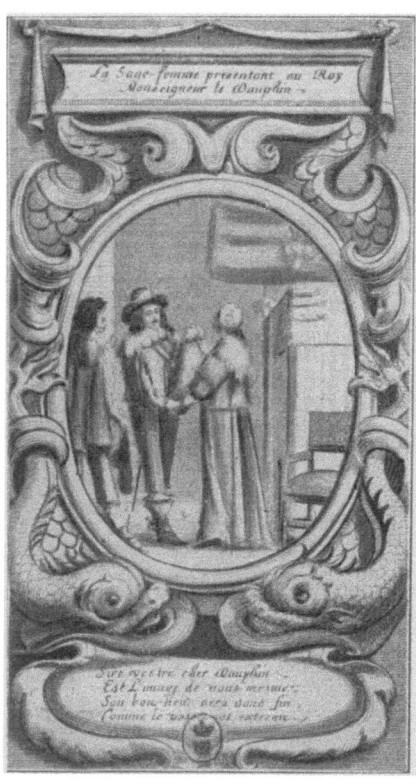

Abb. 13.
Die Hofhebamme überreicht den neugeborenen LUDWIG XIV. dem König.

das auf Abb. 13 reproduzierte Bild, das LUDWIG XIV. als Neugeborenen darstellt, führt diese Einwickelung in modifizierter Form vor, indem hier die oberen Extremitäten freigelassen sind, was übrigens bei ihren älteren Säuglingen auch die Römer getan haben.

Im 15. Jahrhundert beschäftigten sich bereits drei I n k u n a b e l n mit unserem Spezialfach; es sind das das aus 1472 stammende kleine Werk PAULUS BAGELLARDI A FLUMINE, das in Padua unter dem Titel „L i b e l lus de aegritudinibus infantium ac remediis" gedruckt wurde, ferner das in deutscher Sprache geschriebene kleine Heft BARTHOL. METLINGERS, „E y n vast nützlich regiment der jungen Kinder", das in Augsburg in den Jahren 1473 und 1476 erschienen ist, und schließlich das Werk CORNELIUS ROELANS von Mecheln aus dem Jahre

1483, das von SUDHOFF erst vor wenigen Jahren entdeckt und eingehend besprochen wurde[1]). Alle drei Büchlein besitzen als Reliquien Wert. Das Büchlein METLINGERS besitzt als die älteste

---

[1]) K. SUDHOFF, Die Schrift des CORN. ROELANS von Mecheln: Über Kinderkrankheiten. Janus, Jahrg. 13, 1909. SUDHOFF bezeichnet das Werk ROELANS als „eine schwergelehrte Sammelarbeit".

gedruckte pädiatrische Arbeit der deutschen Literatur geschichtlichen Wert. RICHARD LANDAU bespricht 1904 detailliert dieses kleine Werk[1]).

Die Einleitung und die letzte Seite des Buches von BAGELLARDI reproduziert Abb. 14. Das ungarische Nationalmuseum verschaffte mir auf Intervention meines Professorenkollegen und Freundes T. v. GYÖRY das bereitwilligst von der Münchener Hof-

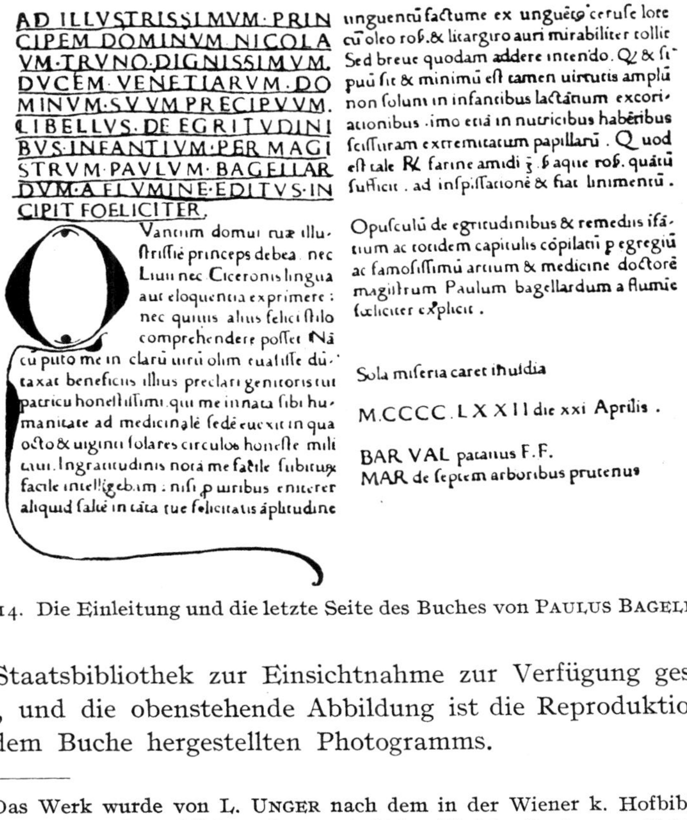

AD ILLVSTRISSIMVM·PRINCIPEM DOMINVM NICOLAVM·TRVNO.DIGNISSIMVM. DVCEM·VENETIARVM.DOMINVM·SVVM PRECIPVVM. LIBELLVS. DE EGRITVDINIBVS·INFANTIVM·PER MAGISTRVM·PAVLVM·BAGELLARDVM·A FLVMINE·EDITVS·INCIPIT FOELICITER.

QVantum domui tuæ illustrissiẽ princeps debea nec Liuii nec Ciceronis lingua aut eloquentia exprimere: nec quiuis alius felici stilo comprehendere posset Nã cũ puto me in clarũ uirũ olim euasisse dũtaxat beneficiis illius preclari genitoris tui patricii honestissimi qui me innata sibi humanitate ad medicinalẽ sedẽ euexit in qua octo & uiginti solares circulos honeste militaui. Ingratitudinis notã me fatile subiturũ facile intelligebam: nisi p uiribus eniterer aliquid saltẽ in tãta tue felicitatis ãplitudine

unguentũ factum e ex unguẽto ceruse lote cũ oleo rof. & licargiro auri mirabiliter tollit Sed breue quodam addere intendo. Q & si puũ sit & minimũ est tamen uirtutis amplũ non solum in infantibus lactãtium excoriationibus. imo etiã in nutricibus habẽtibus scissuram extremitatum papillarũ. Quod est tale R farine amidi ℥. ß aque rof. quãtũ sufficit. ad inspissationẽ & fiat linimentũ.

Opusculũ de egritudinibus & remediis ĩfãtium ac totidem capitulis cõpilatũ p egregiũ ac famosissimũ artium & medicine doctorẽ magistrum Paulum bagellardum a flumie foeliciter explicit.

Sola miseria caret inuidia

M.CCCC.LXXII die xxi Aprilis.

BAR VAL patauus F.F.
MAR de septem arboribus prutenus

Abb. 14. Die Einleitung und die letzte Seite des Buches von PAULUS BAGELLARDI.

und Staatsbibliothek zur Einsichtnahme zur Verfügung gestellte Buch, und die obenstehende Abbildung ist die Reproduktion des von dem Buche hergestellten Photogramms.

[1]) Das Werk wurde von L. UNGER nach dem in der Wiener k. Hofbibliothek gefundenen Exemplar publiziert. SUDHOF teilt den Titel des Buches von METLINGER folgendermaßen mit: „Ein Regiment, wie man junge Kinder halten soll von mutterleyb bis in sieben jaren mit essen, trinken, paden und in allen Krankheytten, die inen zusten mügen.“ Das Heft UNGERS erschien unter folgendem Titel: Das Kinderbuch des BARTH. METLINGER, 1457—1476. Ein Beitrag der Kinderheilkunde im Mittelalter. Wien 1904. Der Artikel R. LANDAUS erschien 1904 in Nr. 20 der Wiener Med. Presse unter dem Titel: „Zur Geschichte der Kinderheilkunde“.

Diesen drei Inkunabeln folgte das Werk Leonellus Faventinus de Victoriis: „De aegritudinibus infantium tractatus" (Ingolstadt 1544), und vor dem Erscheinen der gedruckten Literatur findet sich noch ein Manuskript, das in der Universitätsbibliothek von Breslau aufbewahrt wird und aus dem 14. Jahrhundert stammt.

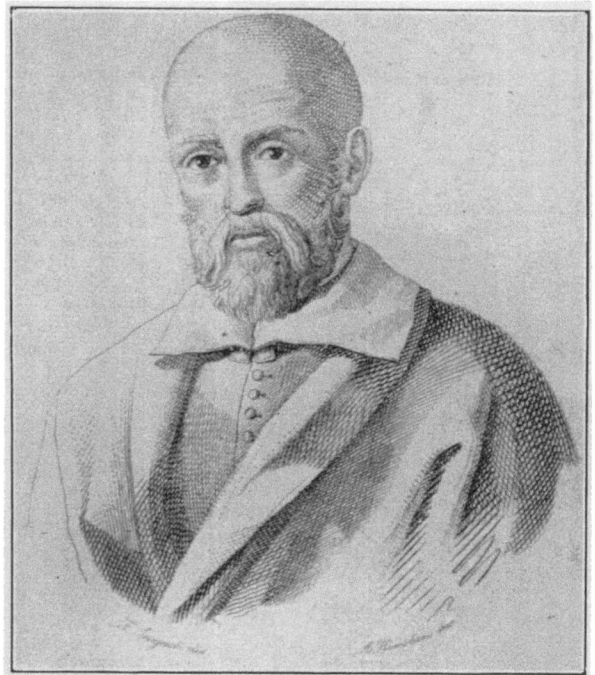

Abb. 15. Girol. Mercuriale.

Das Werk führt den Titel: „De aegritudinibus puerorum secundum Barbatum" und beschäftigt sich in 60 Kapiteln mit den Kinderkrankheiten, besonders mit deren Therapie.

Der erste wirkliche Druck der Kinderheilkunde ist das schon umfangreichere Buch des Italieners Girolamo Mercuriale (Abb. 15), Professor in Bologna, später in Padua, eines Zeitgenossen Vesalius, das in Venedig 1513 unter dem Titel „De morbis puerorum" gedruckt wurde. Das im Besitz der Budapester pädiatrischen Universitätsklinik befindliche Werk ist aus dem Jahre 1601 datiert

(Abb. 16) und ist eine Kompilation des Polen JOHANNES CHROS-
CZIEYOLOSKIY, wie das der Autor am Titelblatt ankündigt: „ex
ore excellentissimi Hieronymi Mercurialis Forolinien.
Medici clarissimi diligenter excepti, atque in Libros
tres digesti." Das

Vorwort dieser Aus-
gabe stammt von JO-
HANNES GROSCESIUS,
diesem folgt im Druck
ein zwei Seiten langes
Epigramm von FRAN-
CISCUS HUNNIADENSIS
TRANSILVANUS, also
von einem Ungarn.
Die sog. drei Bücher
(Teile) des Werkes
führen folgende Titel:
I. Qui et quos sunt
morbi pueriles et
an sint curandi a
Medico. II. De
febre puerorum,
und schließlich der
III. Teil: De lumbri-
corum. Der Gesamt-
umfang des Werkes
beträgt 232 Seiten
in Quartformat; das
Buch wird von einem
22 Seiten umfassenden

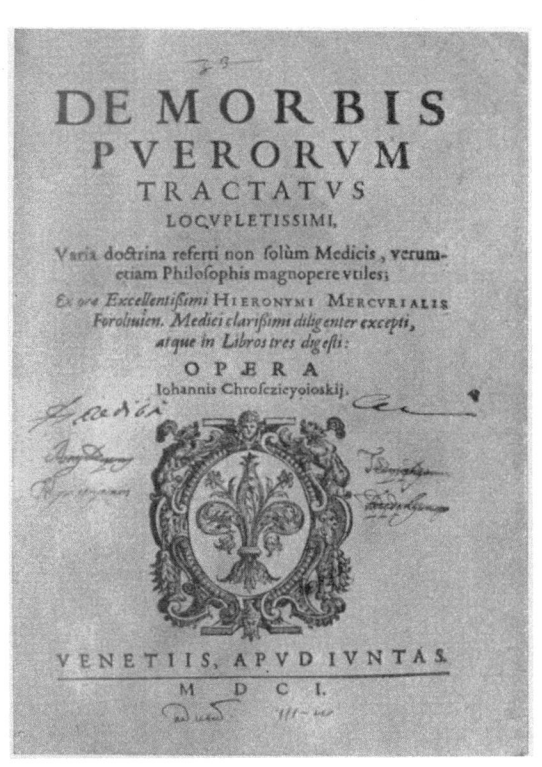

Abb. 16. Das Titelblatt des Buches von MERCURIALE.

reichhaltigen alphabetischen Index eingeleitet. Das Werk MER-
CURIALE ist vom fachlichen Standpunkt unbedeutend und dennoch
wertvoll, denn es war nahezu anderthalb Jahrhunderte hindurch
das einzige umfangreichere Buch über Kinderheilkunde in der
Gesamtliteratur. [HENNIG[1]) sagt: „dies unbedeutende Buch
galt lange als maßgebend"]. Das Werk von MERCURIALE
ist übrigens nicht das einzige dieser Epoche. Im Jahre 1549

---

[1]) l. c.

erschien das Werk von Sebastianus Austrius: „De morbis puerorum tractatus (Basileae). Martinez Vargas erwähnt 1902[1]) aus Barcelona drei in spanischer Sprache verfaßte, bis dahin unbekannte Werke, die im 16. Jahrhundert auf den Büchermarkt gekommen sind; das wertvollste derselben ist das 142 Seiten umfassende Buch des Jeronimo Sorane aus Venedig mit dem Titel: „Metodo y orden de curor les enfermedados de los ninos"[2]); (Zaragossa par Angelo Tavano 1600[3]). Das Werk wurde in ungarischer Sprache von Tiberius v. Györy im Jahre 1902 in der Beilage: „Gyermekgyógyászat" (Kinderheilkunde) des medizinischen Fachblattes „Orvosi Hetilap" geschildert, und er hebt hervor, daß Soriano bei der Diarrhöe der Säuglinge bereits die sog. „Hungerkur" inaugurierte. Soriano konstatiert bei Masern eine günstige Wirkung, wenn wir vor die Augen des Kranken rotgefärbte Gewebe oder Gegenstände stellen, welche Behandlungsmethode vor mehreren Jahren wohl nicht bei Masern, aber bei Scharlach in der Form von Zimmern mit roten Fenstern und Tapeten an einigen Orten von Fachmännern in Anwendung gebracht wurde.

Die Ärzte dieser Epoche befolgten im allgemeinen blind die Weisungen der berühmten Autoritäten des Altertums; so suchten sie z. B. in derselben wildromantischen Weise den vor dem Zahndurchbruch befindlichen Kindern zu helfen wie ihre Vorgänger, und Wichmann (1800), der als erster die Zahnungskrankheiten bekämpfte, bezeichnet in treffender Weise die bezügliche reiche Literatur wegen ihres romantischen Inhaltes als „pathologischen Roman". Im 16. Jahrhnndert taucht auf dem Gebiet der sog. Behandlung des ersten Zahndurchbruches sogar eine neue therapeutische Methode auf, nämlich die Skarifizierung des Zahnfleisches[4]), welche Methode vom 16. Jahrhundert bis zur Mitte

---

[1]) Revista de Medicina y Cirurgia Practicas. 7. Jan. 1902.

[2]) Die Methodik und die Mittel der Behandlung von Kinderkrankheiten.

[3]) Fr. L. Meissner zählt in seinem überaus wertvollen Werke: „Grundlage der Literatur der Pädiatrik" (Leipzig 1850) noch die folgenden Werke auf: Mich. Angel. Blondus, De adfectionibus infantum et puerorum. Venetiis 1537. — Petr. Jac. Toletus, De morbis puerorum. Leyden 1538. — Leonelli, De aegritudinibus infantum. Venet. 1557. — Joh. Kueffner, De morbis puerorum. Venet. 1557. — Omnibonus Ferrarius, De arte medica infantum libri IV. Brixiae 1577.

[4]) Nach Kroner (l. c.) wurde die Skarifikation der Gingiva schon zur Zeit Soranos geübt; Soranus mißbilligte jedoch das Verfahren.

des 19. Jahrhunderts sich auch hartnäckig erhalten hat, und mehr als 300 Jahre lang lebten die Ärzte in der Überzeugung, daß sie durch das Anlegen von Schnitten am Gaumen die Entwickelung der Milchzähne fördern und dadurch die Kinder vor all jenen imaginären Gefahren behüten, die den Ärzten jener Epoche schwere Sorgen machten. AMBROISE PARÉ, der „premier chirurgien" KARL IX., war es, der im 16. Jahrhundert die ersten Zahnfleisch- schnitte anlegte, und zwar nach VESALIUS, der den schweren Durchbruch des Weisheitszahnes bei Erwachsenen derart er- leichtern wollte und diese Operation auch an sich selbst durch- geführt hat. Mit welchem Eifer, oft auch mit welcher Brutalität, die folgende Ärztegeneration, begeistert von dem Beispiel PARÉS, diese kleine Operation durchführte, beweist der Umstand, daß Ende des 18. Jahrhunderts kein geringerer Arzt als JOHN HUNTER (1772) in einem seiner Fälle das Zahnfleisch zwanzigmal skarifizierte, bis der Zahn endlich die Gingiva durchbrach[1]). Hier will ich erwähnen, daß PARÉ, der sich auch mit anderen Gebieten der Kinderheilkunde eingehend beschäftigte[2]), für den Nachweis der luetischen Infektion im Kindesalter wertvolle Beiträge geliefert hat. Sehr interessant ist seine folgende Beobachtung: Eine wohl- habende Frau ersuchte ihren Gatten, ihr Kind selbst stillen zu dürfen. Der Gatte gab seine Einwilligung, jedoch unter der Be- dingung, daß sie auch eine Amme aufnimmt, die ihr im Stillen aushilft. Die Amme war syphilitisch und infizierte den Säugling, dieser die Mutter, die Mutter ihren Gemahl, der Mann aber seine zwei anderen Kinder. Übrigens kannte TORELLA schon 1497, also kurz nach dem Aufflackern der Syphilisliteratur (1496), die Möglich- keit der Infizierung auf diesem Wege[3]).

In die erste Hälfte des 17. Jahrhunderts fällt der Zeitpunkt der Gründung des berühmten Pariser Findelhauses, das sein Ent- stehen ursprünglich einer frommen Wittwe verdankt, die, das traurige Schicksal der vielen ausgesetzten Säuglinge bedauernd, im Jahre 1636 ihr in der Nachbarschaft des Maison de la Couche

---

[1]) M. KASSOWITZ, Beiträge zur Kinderheilkunde. Vorlesungen über Kinder- krankheiten im Alter der Zahnung. Leipzig und Wien. DEUTICKE 1892.

[2]) ELISABETH LÉPINE, Essai sur AMBROISE PARÉ et la Médicine des Enfants. Thèse de Paris 1901.

[3]) A. B. MARFAN, Handbuch der Säuglingsernährung usw. Übersetzung von FISCHL aus dem Französischen (1904).

in der Landrygasse befindliches Haus und ihr ganzes Vermögen zur Rettung dieser unglücklichen kleinen Kinder widmete (Abb. 17). Das Haus war alsbald bevölkert, binnen kurzer Zeit wurden jedoch in demselben infolge der Überfüllung die sanitären Verhältnisse derart ungünstig, daß der größte Teil der Findlinge, die Aufnahme gefunden hatten, starb. Die begeisterte Agitation, und die Intervention des aus der Provence stammenden berühmten Mönches

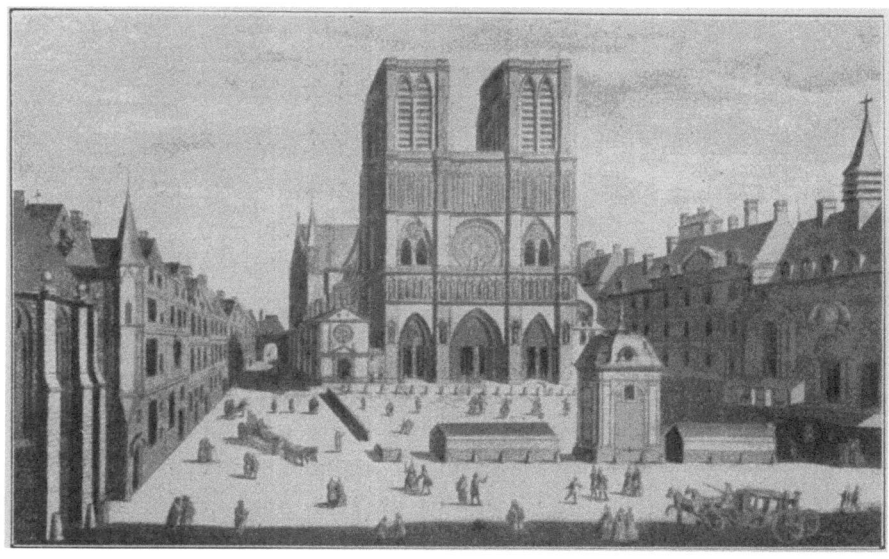

Abb. 17. Die Notre-Dame-Kirche in Paris im 17. Jahrhundert.
Vor der Errichtung des Findelhauses wurden die Säuglinge in der kleinen Kapelle vor dem Haupteingang ausgesetzt.

VINCENT DE PAUL bei Hof, hatte zur Folge, daß das Findelhaus an einen anderen Ort versetzt, mit königlicher Dotation und mit Hilfe wohltätiger Spenden reorganisiert (Abb. 18 u. 19), und damit die Grundlage des auch heute noch bestehenden Maison des enfants trouvés, des gegenwärtig in der Rue d'Enfer befindlichen Hospice des enfants assistés, gelegt wurde, dessen wissenschaftliche Bedeutung für unser Fach zu Beginn des 19. Jahrhunderts infolge des Wirkens von BILLARD (s. Kap. II) in seiner wahren Bedeutung in Erscheinung zu treten beginnt. Hier wollen wir noch erwähnen, daß die beiden großzügigen russischen Findelhäuser, die in Moskau und in St. Petersburg, ungefähr ein Jahrhundert nach der Gründung des Pariser Institutes eröffnet wurden (1763, 1770). Beide wurden auf Anordnung der Zarin KATHARINA DER GROSSEN geschaffen,

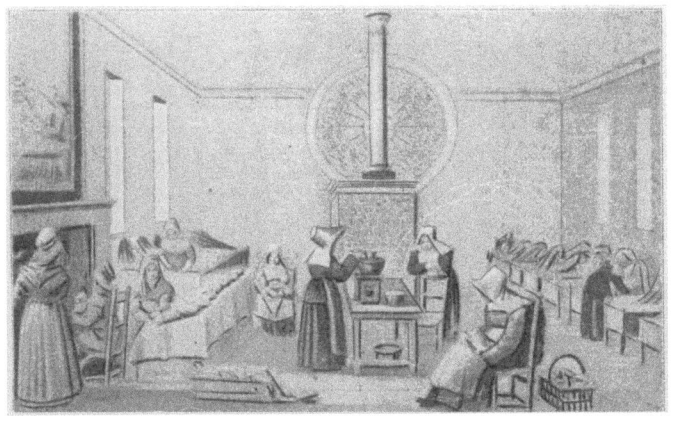

Abb. 18. Eine Abteilung des Pariser Findelhauses Ende des 16. Jahrhunderts.

besonders das Institut in Moskau hatte bereits bei seiner Gründung riesige Dimensionen und bestand aus einem fünf Höfe umfassenden Häuserblock im Stadtviertel Miessnitzkaja, in der unmittelbaren

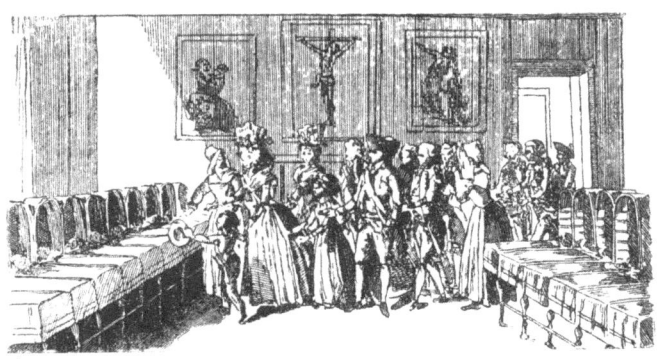

Abb. 19. Königlicher Besuch im Findelhaus.

Nachbarschaft des Kreml und am Ufer des kleinen Moskauflusses, und verfügte schon bei der Eröffnung über nahezu tausend Betten. Über dem Eintrittstor des Findelhauses in St. Petersburg ist auf blauem Grunde ein Pelikan modelliert, der mit dem Schnabel

seine Brust aufschlitzt und seine Kleinen mit dem eigenen Blute
nährt, ein wahrhaft treffendes Symbol des philantrophischen
Werkes der großen Zarin.

Ca. 1620 wurde das Mikroskop und 1638 von CORNEL. DREBBEL
das Thermometer erfunden, wodurch auf den theoretischen wie
auch auf den praktischen Gebieten der medizinischen Wissenschaft
neue Forschungsgebiete sich öffneten.

Bereits das 17. Jahrhundert weist eine lange Reihe von Kapazitäten der medizinischen Wissenschaft auf, und VALSALVA,
SANTORINI, W. HARVEY, MALPIGHI, VAN HELMONT, FRIEDRICH
HOFFMANN, schließlich besonders THOMAS SYDENHAM, der englische
HIPPOKRATES, der „medicus in
omne aevum nobilis", und der
in ganz Europa hochberühmte
HERMANN BOERHAAVE (1668 bis
1738), der „communis totius
Europae praeceptor", haben
durch ihre wissenschaftlichen Arbeiten die Therapie auf neue und
sichere Grundlagen gestellt. Und
das war auch dringend notwendig,
denn es ist charakteristisch, daß
noch im Jahre 1696 das Buch
FRANZ PAILLINIS, „Heilsame
Dreckapotheke", erscheinen
konnte und sogar ernst gewürdigt
wurde, in welchem der Autor sehr
ernsthaft die Anwendung der
Fäzes und des Urins zu Heil-
zwecken empfahl.

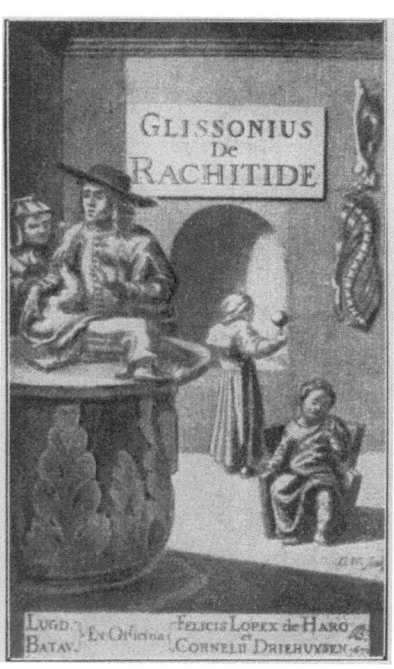

Abb. 20.
Titelblatt des GLISSONschen Buches.

Mitte des 17. Jahrhunderts
schenkt GLISSON, der berühmte
Professor der Universität von
Cambridge, unserem Spezialfach
seine Arbeit über die englische
Krankheit. Die erste Ausgabe dieses Werkes erschien 1650 in
London (Abb. 20), seine zweite Ausgabe gelangte ebendaselbst
1660 unter folgendem Titel auf den Büchermarkt: „De rachitide,

sive morbo puerili qui vulgo the rickets dicitur tractatus; opera primo ac potissimum Francisci Glissoni
conscriptus: adscitis in operis societatem Georgio
Bate et Ahasvero Regemortero. Diese Krankheitsart
kommt zuerst 1630 in den englischen Sterblichkeitstabellen vor.
Die britischen Ärzte sahen die Rhachitis zu dieser Zeit so häufig,
daß GLISSON auf Grund von Daten, die er durch Sammlung
beschaffte, dieser seiner Ansicht nach bis dahin unbekannten
Krankheit ein besonderes Studium widmete, da ihm die Schriften
des SORANOS unbekannt waren, der, wie bereits früher erwähnt,
die rachitischen Verkrümmungen der Extremitäten bereits beschrieben hatte. Die Rhachitis soll nach der irrigen Ansicht GLISSONS
von den Grafschaften Dorset und Sommerset ihren Ausgang genommen und sich von dort alsbald über ganz Europa verbreitet
haben, welche Anschauung in der zweiten Hälfte des 18. Jahrhunderts selbst von dem berühmten VAN SWIETEN geteilt wurde.
Interessant ist, daß GLISSON zu Beginn seiner Beobachtungen die
Rhachitis besonders häufig in vornehmen und vermögenden Familien sah, und er brachte ihre Entwicklung mit der verweichlichen-
den Kinderpflege der Eltern in Zusammenhang. Die von GLISSON
stammende Bezeichnung der Krankheit: „Rhachitis", verdankt
ihren Ursprung dem Umstande, daß der Autor bei diesem Leiden,
das er als konstitutionelle Dyskrasie betrachtete, der Verkrümmung
der Wirbelsäule eine besondere Wichtigkeit zuschrieb, in der
Meinung, daß das Wesen der Krankheit in der Herabsetzung des
Tonus der durch die Rückenmarksnerven versorgten Körperteile
bestehe (ἡ νόσος ῥαχῖτις oder της ῥαχεως).

Im 18. Jahrhundert beginnt, ausgehend von den Pariser Findel-
häusern, bei der künstlichen Ernährung der Säuglinge die
Ziege als „Amme" in Gebrauch zu kommen. Die Analogie dieser
Sitte finden wir in der Mythologie des Altertums, denn wir wissen
ja, daß nach der Legende JUPITER von der Ziege AMALTHEA als
Amme genährt wurde. Diese Art der Nährung hatte jedoch nur
kurzen Bestand und war Mitte des 19. Jahrhunderts bereits
sozusagen vergessen. Die Pariser medizinische Fakultät hat Mitte
des 18. Jahrhunderts die Ziegenmilch zum Nähren der Säuglinge
empfohlen, und jene Nährversuche, die damals in Paris, Lyon, Aix
in ziemlich großem Maße, besonders bei luetischen Säuglingen, vor-

genommen wurden, zeigten tatsächlich, daß die Ziege die Rolle
der Amme wunderbar rasch erlernt, und daß das Tier in kurzer
Zeit den ihm zugeteilten Säugling erkennen lernt, seine Stimme
erkennt, zu diesem hineilt, und mit Zartheit sich mit demselben beschäftigt, wogegen es die Nährung eines fremden Säug-
lings nur schwer übernimmt. In Paris wurden die zweijährigen
Ziegen als die geeignetsten betrachtet; besonders beliebt war die
Kaschmirart. In Deutschland wurde diese Art der Ernährung zu
Beginn des 19. Jahrhunderts eine Zeitlang gleichfalls ziemlich
häufig angewendet, und zwar auf Initiative eines Dorfarztes
ZWIERLEIN, des „Brunnen-Medicus“ des Bades Brückenau, der
mit fanatischem Eifer und mittels populärer Schriften bestrebt
war, die Ziege als Nähramme je allgemeiner dort einzuführen, wo
die Mutter das Kind selbst nicht nähren kann. Die bezügliche
kleine Schrift ZWIERLEINS ist 1816 unter dem Titel: „Die Ziege
als beste und wohlfeilste Säugeamme“ erschienen.

Für die künstliche Ernährung ist schon im 18. Jahrhundert das
Saughorn als Sauggefäß in Gebrauch, das in dem später noch
zu würdigendem Werk von ROSÉN, 1764 bereits eingehend beschrieben wird. Die Hornspitze wurde mit der Haut eines Kuh-
euter oder mit einer anderen dünnen Haut überzogen, und
diese sodann durchlöchert. In dieser Epoche finden wir daher
neben den Blech- und Holzsaugflaschen auch noch das Saughorn;
das Saugglas, also Saugflaschen aus Glas, werden von ROSÉN noch
nicht erwähnt. Die Saugflasche wurde 1769 von RAULIN zuerst
empfohlen, nachdem sie in Paris und in Lyon stellenweise bereits
in Gebrauch stand, dagegen beschrieb der Italiener BALDINI 1783
die Ernährung mit dem von ihm konstruierten Saugglas (Abb. 21)
als ganz neue Ernährungsmethode[1]). ATTENHOFER schreibt 1817[2]),
daß im Gouvernement Samara die Kinder so sehr an das Saughorn
gewöhnt sind, daß sie selbst in dem späteren Kindesalter, wenn sie
bereits sprechen können, das Horn im Mund halten und so herum-
tragen, wie Raucher die Zigarre, und daß in Astrachan in vermögenden Familien die Säuglinge an Stelle des Rinderhorns aus einem
Silberhorn genährt wurden. Daß das Saughorn — obwohl die

---

[1]) BRÜNING, l. c.
[2]) H. H. PLOSS, Das Kind in Brauch und Sitte der Völker. Anthropologische
Studie. I. Band. Stuttgart 1876.

Saugflasche inzwischen ganz allgemein wurde — in einigen Teilen Rußlands selbst noch in der zweiten Hälfte des 19. Jahrhunderts in Gebrauch stand, beweist das montierte Horn, das unser hervorragender Kollege FILATOW (Moskau) liebenswürdigster Weise meiner Klinik schenkte. Auch an diesem Horn bildet die abgezogene und gegerbte Haut der Warze des Kuheuters das Mundstück.

Im 17. und im 18. Jahrhundert beginnen sich unsere Kenntnisse über die infektiösen ansteckenden Krankheiten weiter zu klären. Der Anfang wurde eigentlich bereits im 14. Jahrhundert, nach der großen Pestepidemie, gemacht. Aus der Variolagruppe, die damals noch sämtliche ansteckenden Exantheme um-

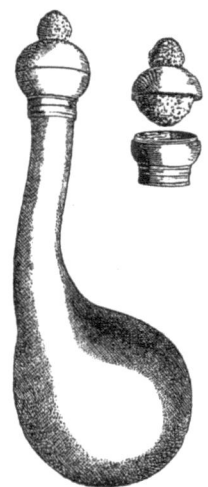

Abb. 21. Das Saugglas
von BALDINI (1783).

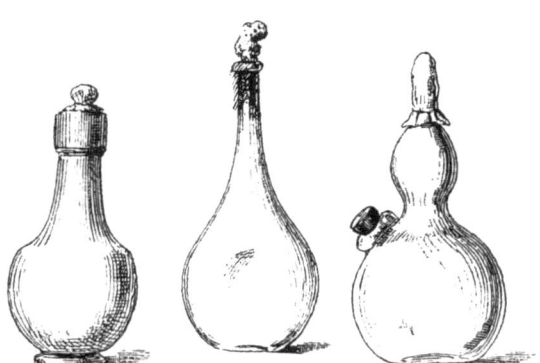

Abb. 22.
Saugflaschen von Anfang des XIX. Jahrhundert.

faßte[1]), griff SYDENHAM, dieser hervorragende Epidemiologe des 17. Jahrhunderts, die Morbilli heraus[2]) (1675), später, Mitte des 18. Jahrhunderts, werden die „morbilli ignei" oder „febris rubra" von den Masern gesondert, und JOHN F. FOTHERGILL (Abb. 23) führt für sie in die Nomenklatur mit dem Namen Skarlatina ein. Wir erwähnen ferner, daß PLENCIZ 1762 bereits ahnte, daß der Scharlach von Mikroorganismen verursacht wird, und 1786 bestritt bereits SELLE, daß Rubeola eine selbständige Krankheit sei, HEBERDEN (1767) aber hält die Varizella von der

---

[1]) In den Urzeiten gehörte auch die Variola zum Sammelbegriff der „Pest".
[2]) CHARLES HERRMAN (N. Y.), THOMAS SYDENHAM description of measles etc. Arch. of Pediatr. Vol. XXXV, Nr. 9, September 1918.

Variola auseinander, und begründet die dualistische Auffassung. Es ist vielleicht überflüssig an dieser Stelle darzulegen, daß die von EDWARD JENNER am 14. Mai 1796 durchgeführte erste erfolgreiche Vakzination, die einen fundamentalen Beweis für die Schutzkraft der Vakzine bildete[1]), einen immensen Einfluß auf die ganze medizinische Wissenschaft ausübte. Bei uns in Ungarn

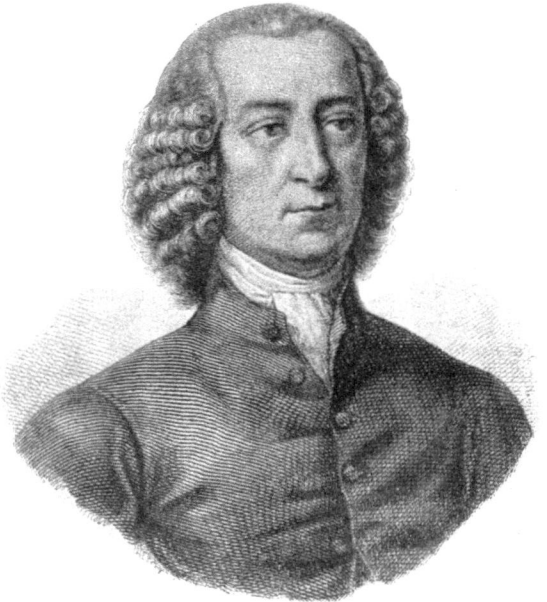

Abb. 23. J. FOTHERGILL.

wurden bereits 1799 Pocken-Schutzimpfungsversuche vorgenommen; die erste öffentliche Schutzimpfung in Pest wurde am 27. August 1801 von FRANZ V. BENE durchgeführt, und der Statthaltereirat erließ bereits 1804 eine Verordnung, die berufen war, die Sache der Schutzimpfung zu regeln.

Im 18. Jahrhundert wird die wissenschaftliche Physiologie von ALBRECHT V. HALLER (1708—1777) systematisch ausgearbeitet, von MORGAGNI (1682—1771) in Padua werden die Grundlagen der pathologischen Anatomie gelegt, dieser hatte auch an Kindern

---

[1]) An inquiry into the causes and effects of the variolae vaccinae. 1798.

Obduktionen vorgenommen; er klagt jedoch, daß er solche infolge des Widerstandes der Eltern nur selten durchführen konnte, und in dieser Epoche der tiefen Gärung der wissenschaftlichen Geister erscheint in Schweden der erste wirkliche Vertreter der Kinderheilkunde, der die eigentlichen Grundlagen dieses Faches legte: NIL ROSÉN [Abb. 24][1]).

ROSÉN wurde 1706 neben Gothenburg geboren. Sein Meister war BOERHAAVE, und es verband ihn mit ALB. V. HALLER und mit dem großen Botaniker LINNÉ, der sein Professorenkollege in Upsala war, die engste Freundschaft. Im Jahre 1739, anläßlich der Gründung der schwedischen Akademie der Wissenschaften, wurde er eines der ersten Mitglieder und war wiederholt deren Präsident. Bei Hof stand er hoch in Gunst und der Herrscher erhob ihn mit dem Prädikat „VON ROSENSTEIN" in den Adelstand. Ein Beweis für die Achtung, die man ihm zollte, ist, daß nach seinem Tode seine Reste im Dom von Upsala bestattet wurden, und daß auf Initiative der Königin von Schweden Denkmünzen mit der Umschrift: „s a e c l i d e c u s

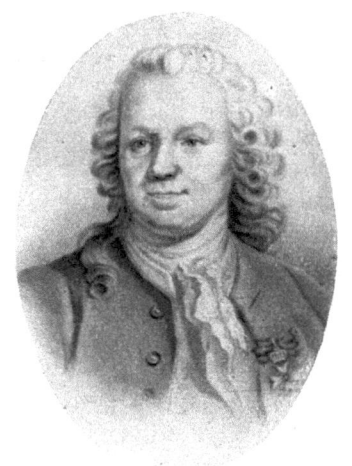

Abb. 24. ROSÉN VON ROSENSTEIN.

i n d e l e b i l e n o s t r i" geprägt wurden.

Das Werk ROSÉNS erschien ursprünglich in einzelnen Kapiteln in den schwedischen Kalendern. Er gab es sodann auf Ermunterung der Königl. schwedischen Akademie in einem s e l b s t ä n d i g e n B a n d heraus (1764). Das 650 Seiten umfassende Werk, erzielte in kurzer Zeit sechs Auflagen und wurde alsbald in die deutsche[2]), französische, englische usw. Sprache übersetzt und erschien 1794 auch in ungarischer Sprache. ROSÉN behandelt die Kinderheilkunde in 28 Kapiteln. Er beschreibt eingehend die einzelnen pathologischen

---

[1]) Als Pfadfinder kam WALTER HARRIS ROSÉN nahezu um zwei Jahrzehnte zuvor, indem sein Werk, „De morbis acutis infantum", das auf Ermunterung TH. SYDENHAMS verfaßt wurde, 1689 erschien (S. LANDAU, l. c.).

[2]) Die deutsche Übersetzung wurde von ANDR. MURRAY, Professor in Göttingen, vorgenommen. Die deutsche Ausgabe enthält eine eingehende Biographie ROSÉNS aus der Feder MURRAYS, und die angeführten Daten sind dieser entnommen.

Prozesse auf Grund eigener, zum Teil auf Grund von Beobachtungen anderer im Anschluß an Krankheitsgeschichten, und wir finden in seinem Buche die hervorragendsten Autoren seiner Zeit zitiert, was von seiner umfassenden medizinischen Bildung Zeugnis ablegt, die er zu erwerben reiche Gelegenheit hatte, indem er, sich bei BOERHAAVE ausbildend, die berühmtesten Universitäten Europas der Reihe nach aufsuchte und mit den hervorragendsten Gelehrten seiner Zeit in Verbindung trat. In pathologischer Hinsicht befolgt er keines der medizinischen Systeme seiner Zeit, sondern er wählt mit nüchternem Urteil die ihm am meisten entsprechenden Anschauungen. Er behandelt eingehend das Stillen, die künstliche, so wie die Ernährung durch die Amme, und betont wiederholt die große Wichtigkeit des Stillens durch die eigene Mutter. Seine Lehren decken sich an vielen Stellen vollkommen mit unseren heutigen Anschauungen. Über die Pocken handelt er auf nahezu 80 Seiten, und er beschäftigt sich in einem besonderen Kapitel sehr ausführlich mit dem von Lady MARY WORTLEY MONTAGUE aus Konstantinopel gebrachten und alsbald eingebürgerten, in Ungarn auch von dem Soproner Arzt ADAM RAYMANN geübten, griechischen Inokulationsverfahren, er behandelt jedoch auch eingehend die in Westgotland zu jener Zeit gebräuchlich gewordene Methode, den sog. „Kauf". Diese bestand darin, daß das zu impfende Kind zum Krankenbett eines an Pocken mit mildem Verlauf leidenden Individuums gebracht wurde, vom Kranken wurden 5—7 Pocken gekauft, die Geldstücke, die dem vereinbarten Kaufpreis entsprachen, wurden mit den reifen, aufgebrochenen Variolapusteln in Berührung gebracht, damit deren Inhalt an den Münzen hafte, diese Münzen wurden sodann auf die Unterschenkel des zu impfenden Kindes gebunden. Auf achtundvierzig Seiten behandelt er den Morbus strangulatorius nach dem schottischen Arzt HOME[1]), ferner beschäftigt er sich auf 100 Seiten mit den Darmparasiten, die er auch sonst eingehend studiert hat; seine einschlägige Arbeit wurde von der schwedischen königl. Akademie mit der goldenen Medaille ausgezeichnet. Bemerkens-

---

[1]) FRANCIS HOME, An inquiry into the nature, cause and cure of the croup. Edinburgh 1765. Nachdem die erste Auflage des ROSÉNschen Werkes 1764 erschienen ist, konnte er die Arbeit HOMES erst in der II. oder III. Auflage verwerten.

wert ist, daß er für arme und für wohlhabende Eltern verschiedene Medikamente empfiehlt. Hausmittel zu empfehlen vermeidet er wegen des mit diesen verknüpften Aberglaubens, der Aberglaube beeinflußt aber oft auch ihn, so empfiehlt er die Abtreibung von Darmwürmern gegen Ende des letzten Mondviertels, oder am Anfang des Neumondes zu versuchen. Bei Erkrankung von Säuglingen läßt er das Medikament von der stillenden Mutter oder Amme einnehmen, bei Syphilis cong. unterwirft er die stillende Frau einer Inunktionskur, bei künstlicher Ernährung aber läßt er die Inunktion an der geschorenen Ziege durchführen und das Kind an den Euter derselben legen. Den Kreis der Zahnungskrankheiten beschränkt er, aber auch er respektiert das „schwere Zahnen" und zieht zur Bekämpfung desselben mit großem Apparat zu Feld. Bei schwerem Zahnen schrickt auch er vom Anlegen von Egeln, ja sogar vom Aderlaß nicht

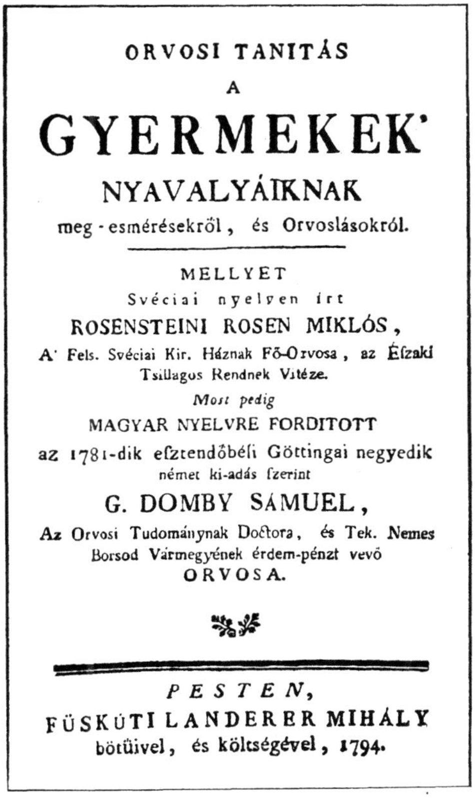

ORVOSI TANITÁS
A
GYERMEKEK'
NYAVALYÁIKNAK
meg - esmérésekröl, és Orvoslásokról.

MELLYET
Svéciai nyelven írt
ROSENSTEINI ROSEN MIKLÓS,
A' Fels. Svéciai Kir. Háznak Fö-Orvosa, az Éfzaki
Tsillagos Rendnek Vitéze.
Most pedig
MAGYAR NYELVRE FORDITOTT
az 1781-dik efztendöbéli Göttingai negyedik
német ki-adás fzerint
G. DOMBY SÁMUEL,
Az Orvosi Tudománynak Doctora, és Tek. Nemes
Borsod Vármegyének érdem-pénzt vevö
ORVOSA.

PESTEN,
FÜSKÜTI LANDERER MIHÁLY
bötüivel, és költségével, 1794.

Abb. 25.

zurück und übt die Gingivaskarifikation häufig aus.

Sein ungarischer Übersetzer war SAMUEL G. DOMBY, sein Werk wurde 1794 in Pest gedruckt (Abb. 25). Die Übersetzung wurde aus der vierten deutschen, in Göttingen erschienenen Ausgabe angefertigt. Für uns Ungarn ist diese Übersetzung infolge des Umstandes überaus wertvoll, weil DOMBY an mehreren Stellen auf die ungarischen Verhältnisse bezügliche interessante Bemerkungen

einflicht; diese zeugen von einer, im Vergleich zu den damaligen
Zeiten mehr als mittelmäßigen ärztlichen Intelligenz des Über-
setzers.

DOMBY widmet seine Übersetzung der Gräfin LUDMILLA FORGÁCH
DE GHYMES, der Kreuzdame des kaiserl. und königl. Hofes, „d e r e n
E d e l é n y e r K a s t e l l d i e H e r b e r g e f ü r v i e l e v e r l a s s e n e
K i n d e r, i h r e r E l t e r n b e r a u b t e n W a i s e n i s t, u n d d i e, w e n n
s i e k r a n k w e r d e n, d e n A r z t h e r b e i h o l t, s i e b e h a n d e l n

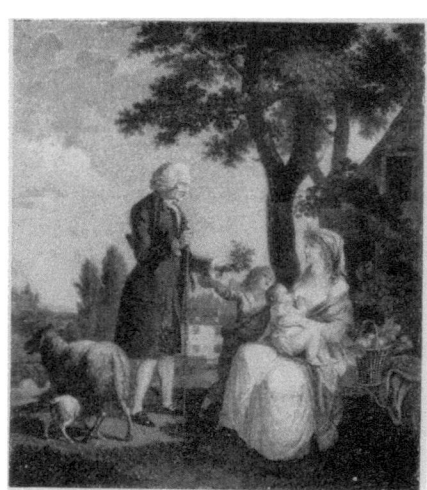

Abb. 26. ROUSSEAUS Huldigung
vor der stillenden Mutter.

l ä ß t, a u c h s e l b s t T a g u n d
N a c h t b e i i h n e n w e i l t, s i c h
b e m ü h t u n d f ü r s i e s o r g t.“
Es ist unmöglich, aus diesen
Zeilen das Erwachen der Sorge
für die kranken und hilflosen
Kinder in unserem Vaterlande
nicht herauszulesen und in der
edeldenkenden   Aristokratin
DOMBYS vielleicht die erste
jener begeisterten ungarischen
Damen zu finden, die mit
ihrem, wenn auch in engem
Kreise   entfalteten   Wirken
auch ihrerseits die Entwicklung der Puerikultur in unserem   ungarischen   Vaterland
vorbereitet haben.   Während
bei uns die Puerikultur erst ihre Embryonalzeit durchmacht,
läßt die im Unglück gestorbene Königin MARIE ANTOINETTE
schon im ganzen Land die „Société de charité maternelle“-Vereine
organisieren; daß aber diese in Frankreich schon damals sehr von
Nöten waren, das erhellt aus dem reformatorisch wirkenden Werk
J. J. ROUSSEAUS: „Emile“, in welchem der berühmte Sozial-
philosoph 1764 mit Nachdruck betont: „l’e n f a n t, a t’i l m o i n s
b e s o i n d e s s o i n s d’u n e m è r e, q u e d e s a m a m e l l e“, und er
beklagt sich bitter, daß die französischen Mütter, „n i c h t g e n u g,
d a ß s i e i h r e K i n d e r n i c h t s t i l l e n, w o l l e n s i e a u c h n i c h t
m e h r g e b ä r e n“. Welch riesigen Einfluß „Emile“ damals auf
die französischen Frauen ausübte, beweist der Umstand, daß die

Huldigung ROUSSEAUS vor der stillenden Mutter (Abb. 26) bei den jungen französischen Müttern eine wahre „Stillwut" ausgelöst hat, und während bis dahin die Mütter der vornehmeren Kreise allerlei Mittel benützt hatten, damit ihre Milch ja rascher versiege, konnte sie jetzt nichts vom Stillen zurückhalten; infolge der Agitation ROUSSEAUS kam daher die Anwendung von Ammen für das Stillen für geraume Zeit außer Gebrauch[1]). Aus dieser Zeit

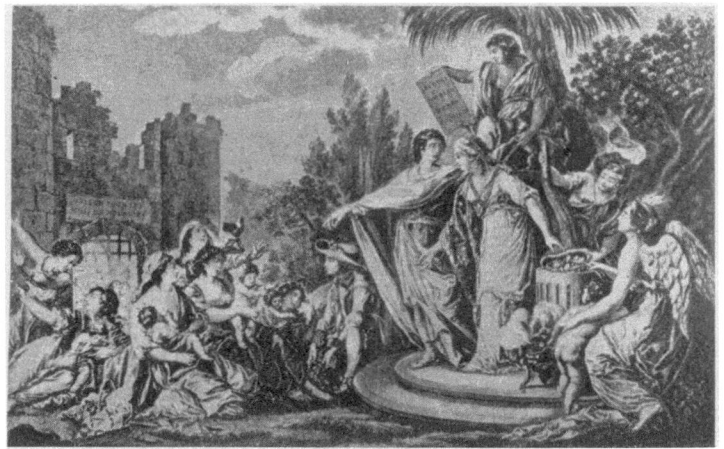

Abb. 27.   Die Befreiung der stillenden Ammen (Bild von BOIRET).

stammt das glänzend gezeichnete symbolische Bild von BOIRET, das die Befreiung der Nährämmen in Frankreich wunderschön zur Darstellung bringt[2]) (Abb. 27).

Ungefähr aus derselben Zeit stammt das erste, in ungarischer Sprache erschienene Werk über Kinderheilkunde (1771): das kleine Buch von JOSEF CSAPÓ DE TAGYÓS, Physikus der Stadt Debreczen, das in Nagykároly bei STEFAN PAPP in Druck gelegt wurde, das unter dem Titel: „kis gyermekek isputálja" (Spital für kleine Kinder) erschienen ist (Abb. 28 und 29). Zur Zeit CSAPÓS war die Absolvierung der medizinischen Studien für die ungarischen Jünglinge noch schwierig und teuer; wir wissen ja,

---

[1]) Ammenplacierungsanstalten gab es in Frankreich bereits im 12. Jahrhundert.
[2]) Das Bild wurde vor einigen Jahren in der Dtsch. med. Wochenschr. als Kunstbeilage mit dem erklärenden Text von TUGENDREICH reproduziert.

daß eine medizinische Fakultät in Ungarn erst 1770 an der Universität in Nagyszombat wieder errichtet wurde, eine geraume Zeit lang aber konnte die ungarische Jugend das ärztliche Diplom nur im Ausland erwerben. Eine solche Wanderfahrt hatte auch CSAPÓ unternommen. Er absolvierte seine Universitätsstudien in Deutschland

KIS GYERMEKEK

ISPUTALJA,

MELLYBEN

Külömbféle Nevezetefsebb Nya-
valyái, és külsö Hibái a' kis Gyermekek-
nek, 's ezek eránt lehetö orvoslásnak mód-
gyai hüségefen meg - irattak.

CSAPO JOSEF

Medicinæ Doctor, és Nemes Szabad
Királyi DEBRECZEN Várofsának
Phyfikufsa által.

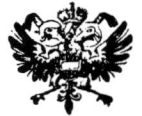

N. KÁROLYBAN.

Sz. N. PAP ISTVÁN Typograph. által
1 7 7 1 Efztendöben.

Abb. 28.

und in der Schweiz, errang sein Diplom in Basel, bereiste zu Studienzwecken auch Frankreich und war annehmbar einer der bestgebildeten Ärzte Ungarns in der zweiten Hälfte des 18. Jahrhunderts. In dem kleinen, 119 Seiten umfassenden Werk beschreibt er kurz hundert Krankheiten und bietet stellenweise wirklich sehr klare Krankheitsbilder; am Schlusse des Werkes gibt er „eine kurze Unterweisung": „wie Säuglinge gleich nach ihrer Geburt zu behandeln sind, wie sie anfangs gestillt, und wie sie entwöhnt werden sollen". Besonders interessant sind die am Schluß angeführten: „Nützlichen Regeln", die er „im Interesse der Erziehung kleiner Kinder" zu veröffentlichen wünschte, welche Regeln die Kinderhygiene erschöpfend umfassen und stellenweise selbst nach den modernen Anschauungen überraschend richtig konzipiert sind.

Vom ungarischen Standpunkt mag ferner erwähnt werden, daß der aus Böhmen gebürtige Professor der Pester Universität, VENZEL TRNKA (Abb. 30), ein Schüler VAN SWIETENS, im Jahre 1787 ein ziemlich umfangreiches Werk

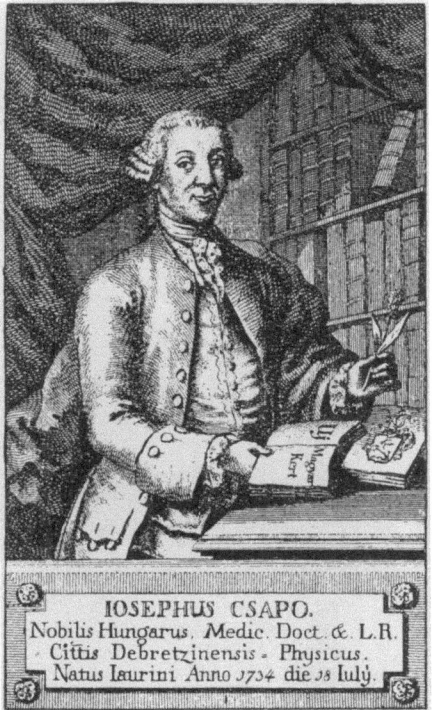

IOSEPHUS CSAPO.
Nobilis Hungarus, Medic. Doct. & L.R.
Cittis Debretzinensis - Physicus.
Natus Iaurini Anno 1734 die 15 Iuly.

Abb. 29.

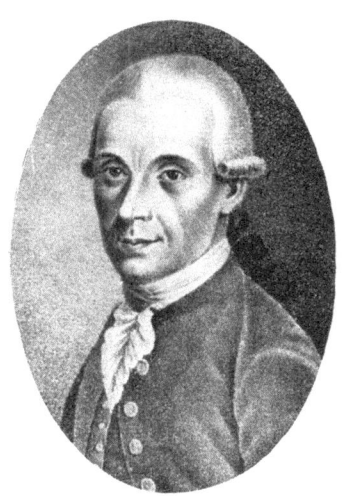

Abb. 30. VENZEL TRNKA.

über die Rhachitis herausgab, das eine keineswegs wertlose Ergänzung der bis dahin nahezu 70 Werke umfassenden Literatur (siehe MEISSNER, Grundlagen der Literatur d. Pädiatrie. Leipzig 1850) bildet. Das Werk ist in Wien unter dem Titel: „Historia rachitidis omnis aevi observata medica continens" erschienen, umfaßt in Oktavform 339 Seiten und enthält zum Schluß ein reichhaltiges alphabetisches Register und einen drei Seiten umfassenden Syllabus der

Autoren (Abb. 31). Im Schlußteil des Werkes beschäftigt er sich auf
acht Seiten mit der orthopädischen Behandlung der rhachitischen

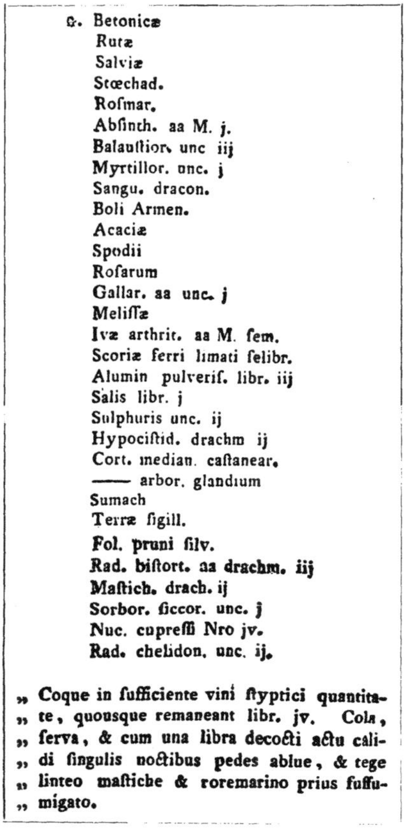

℞. Betonicæ
   Rutæ
   Salviæ
   Stœchad.
   Rofmar.
   Abfinth. aa M. j.
   Balauftior. unc iij
   Myrtillor. unc. j
   Sangu. dracon.
   Boli Armen.
   Acaciæ
   Spodii
   Rofarum
   Gallar. aa unc. j
   Meliffæ
   Ivæ arthrit. aa M. fem.
   Scoriæ ferri limati felibr.
   Alumin pulverif. libr. iij
   Salis libr. j
   Sulphuris unc. ij
   Hypociftid. drachm ij
   Cort. median. caftanear.
   ——— arbor. glandium
   Sumach
   Terræ figill.
   Fol. pruni filv.
   Rad. biftort. aa drachm. iij
   Maftich. drach. ij
   Sorbor. ficcor. unc. j
   Nuc. cupreffi Nro jv.
   Rad. chelidon. unc. ij.

„ Coque in fufficiente vini ftyptici quantita-
„ te, quousque remaneant libr. jv. Cola,
„ ferva, & cum una libra decofti aftu cali-
„ di fingulis noftibus pedes ablue, & tege
„ linteo maftiche & roremarino prius fuffu-
„ migato.

Abb. 31. Rezept aus dem Werk TRNKAS
(Bad für ein rhachitisches Kind).

Verkrümmungen (machinae, lori-
cae, brachialia, ocreae, cothurni)
und bietet eine Zusammenfas-
sung der einschlägigen Verfahren
von PETIT, PLATNER, STORCH, DE
VACHER, HEISTER, DE LA MOTTE,
v. SWIETEN usw.

Im Jahre 1769 gründet G. ARM-
STRONG in London die erste
Ordinationsanstalt für Kinder
[Dispensary for sick children[1])],
und 1784 erscheint die berühmte
Kinderheilkunde des Engländers
M. UNDERWOOD: „Treatise on
the diseases of children", das
von den Engländern mit Recht
als das „standard work" der
Pädiatrie bezeichnet wird. Damit setzt nun die Separation der
Kinderheilkunde aus dem Labyrinth der allgemeinen medizinischen Wissenschaft ein, und
als die Morgenröte des 19. Jahrhunderts die Schaffung von
Kinderspitälern bringt, womit
wissenschaftliche Arbeitsstätten
sich entwickeln, beginnt die er-
folgreiche Arbeit für die Grundlegung, später für den Ausbau
unseres Spezialfaches.

---

[1]) 1788 erscheint in London folgendes Werk G. ARMSTRONGS: „An essay of
the diseases most fatal to infants."

Zweites Kapitel

Die Gründung der ersten Kinderspitäler in der ersten Hälfte des 19. Jahrhunderts und die Kinderheilkunde bis Ende des 19. Jahrhunderts. Die Gründung der unga= rischen pädiatrischen Schule.

Wenn wir in der Entwicklungsgeschichte der Krankenhäuser auf das Ende des 18. Jahrhunderts zurückblicken, so finden wir in den Spitälern die kläglichsten Zustände, Zustände, die in der Gegenwart jedermann konsternieren und mit tiefem Entsetzen erfüllen würden. Einen Beweis, daß diese traurigen Zustände bereits die leitenden Personen der damaligen Zeiten beschäftigten, bildet der Umstand, daß LUDWIG XVI. die Pariser Akademie der Wissenschaften beauftragte, dringend eine Denkschrift über die Umgestaltung des Hôtel Dieu auszuarbeiten und den bezüglichen Entwurf von POYET gründlich zu studieren. Die Denkschrift wurde auf Grund der Verhandlungen einer Kommission, an deren Beratungen außer den hervorragendsten Professoren der medizinischen Fakultät (TENON u. a.) auch die beiden berühmten Naturforscher LAPLACE und LAVOISIER teilnahmen, im Jahre 1785 von BAILLY ausgearbeitet. Den besten Beweis, wie jammervoll damals die Zustände im Hôtel Dieu waren, bildet die Tatsache, daß in je einem Krankensaal bis 100 Kranke eng zusammengepfercht, ev. auch mehrere, oft auch 8—9 Kinder, in einem großen Bett, lagen, zusammen Erwachsene mit Kindern, und die Masern-, Blattern- und Dysenteriekranken lagen mit den nichtinfektiösen Kranken nebeneinander. Diese Zustände bewogen LAVOISIER, im Interesse der gründlichen Besserung der Spitalsverhältnisse zur Sicherung der Salubrität der Spitäler folgende, auch heute noch in voller Geltung stehende Thesen aufzustellen:

1. „Daß ein Spital ungesund ist, äußert sich in erster Reihe darin, daß es die Heilung der Kranken verzögert;

in letzter Reihe aber, daß sich deren Krankheiten solche Leiden anschließen, an denen sie bis dahin nicht gelitten hatten."

2. „Jedes Spital, das heute, in unserem aufgeklärten Jahrhundert (Ende des 18. Jahrhunderts!) erbaut wird, hat notwendigerweise sozusagen das Ergebnis der erworbenen Kenntnisse zu bilden, und in sich all jene Hilfsmittel zu vereinigen, die von der sich vervollkommnenden Wissenschaft zur Linderung des Zustandes der Kranken geboten werden können."

Die von der entsendeten Kommission angefertigte umfangreiche Denkschrift wies zwei Kardinalpunkte auf, der eine: daß jeder Kranke ein eigenes Bett erhalte, der zweite: daß die Kinder von den erwachsenen Kranken abzusondern seien.

Ein trauriges Interesse besitzt der Umstand, daß zur Zeit des Terrors im Jahre 1794 LAVOISIER, dem sein Vaterland so viel verdankte, gleichfalls auf der Guillotine verblutete.

Die Denkschrift von POYET hat daher bereits die Frage der Errichtung von Kinderspitälern aufgeworfen, trotzdem verflossen noch Jahre, bis die Idee Verwirklichung fand und die Tore des Pariser Hôpital des enfants malades, dieses ersten Kinderspitales, sich den leidenden Kindern öffnen konnten.

Bis 1802 beschäftigten sich speziell mit Kindern nur die hie und da entstandenen Ordinationsanstalten, deren erste 1769 in London von G. ARMSTRONG gegründet wurde (dispensary for sick children); nach zweijährigem Bestehen stellte jedoch diese Anstalt ihre Tätigkeit mit dem Tode des Gründers ein. Dieser folgte die von dem hochangesehenen österreichischen Arzt MASTALIER 1787 auf gesellschaftlichem Weg ins Leben gerufene Wiener Ordinationsanstalt, die als „Erstes öffentliches Kinderkrankeninstitut" auch heute noch besteht und sich derart einer 135jährigen Vergangenheit rühmen kann. Das große Schöpfungen aufweisende „tempus josephinicum" in Österreich, der 1784 das Wiener Allgemeine Krankenhaus und die Gebäranstalt sowie auch die Landes-Findelanstalt ihr Entstehen verdankten, ermöglichte die Schaffung dieser segensreichen sozialen Institution. Diese bescheidene kleine Anstalt im obersten Stock-

werk eines schmalen Hauses auf der Wollzeile war die Wiege der
österreichischen Kinderheilkunde und in dieser sich immer mehr
entwickelnden Ordinationsanstalt waltete der berühmte LEOPOLD
GÖLIS[1]) (Abb. 32), Hofarzt des Herzogs VON REICHSTADT[2]), ferner
LÖBISCH und LIHARZIK, später aber, von 1853 angefangen, der
in Arad geborene L. M. POLITZER, von 1882 aber ebenfalls einer
unserer Kompatrioten, der aus Pozsony stammende M. KASSOWITZ;
alle hervorragende Autori-
täten unseres Faches. Das
Werk von LIHARZIK: „Das
Gesetz des menschlichen
Wachstums usw.“, das 1858
in Wien erschien, bildet ein
auch heute geschätztes Werk
unserer Fachliteratur.

Das erste Kinderspital
in Europa, das Hôpital
des enfants malades,
entstand 1802, im 10. Jahr
der Republik, und zwar in
der Weise, daß auf Grund
eines Konsilbeschlusses das
in der Rue de Sèvre befindliche Waisenhaus Maison
de l'enfant Jésus in ein
Spital mit 300 Betten zur
Aufnahme von Kindern im

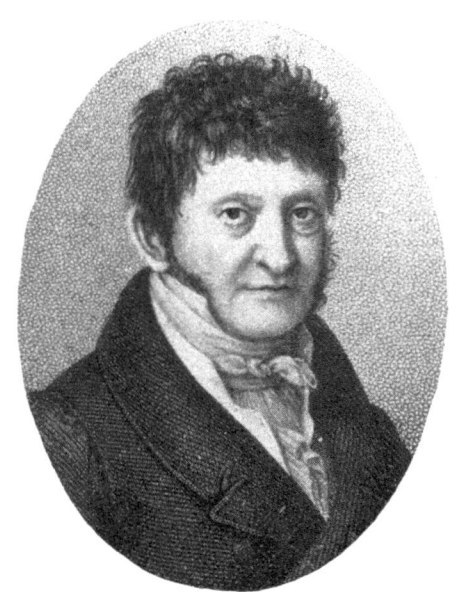

Abb. 32. L. GÖLIS.

Alter von 2—15 Jahren umgewandelt wurde. „Faire des hommes
utiles à la patrie“ war die Devise des Konsil anläßlich der Er-

---

[1]) LEOPOLD ANTON GÖLIS, Prakt. Abhandlungen über die vorzügl. Krankh.
d. kindl. Alters. Zwei Bände. Wien 1815, 1818.

[2]) Der Sohn NAPOLEONS gelangte 1814, im Alter von drei Jahren aus Paris
nach Wien. ENGEL beschrieb unter dem Titel: „Die Amme des Königs von
Rom“ in interessanter Weise, daß, als die Schwangerschaft der Kaiserin MARIE
LUISE veröffentlicht wurde, 1200 Mütter sich um die Stelle als Amme bewarben;
die Ärzte DUBOIS, BOURDIER, BOURDOIS, AUVITY und IVON designierten aus der
Reihe von 28 ausgewählten Frauen die Nähramme; diese war 23½ Jahre alt,
hatte 4½ Monate vorher geboren, sie durfte neben dem kaiserlichen Sproß auch
das eigene Kind nahezu drei Monate lang an die Brust legen (Zeitschr. f. Säuglingsfürsorge, 5, 275. 1911.).

öffnung; unter dieser Devise wurden die Tore des Spitals für das Heer der leidenden kranken Kinder geöffnet, und damit begann die ernste wissenschaftliche Arbeit zur Begründung unseres wissenschaftlichen Faches (Abb. 33).

Diese Anstalt, die unter der Direktion von JADELOT (1802—1818) zu wirken begann[1]), und in der mit diesem gleichzeitig ihre Tätigkeit entfalteten: MONGENOT (1802—1816), später NYSTEN (1806 bis 1818), und als Chirurgen PETITBEAU (1802—1810) und BAFFOS (1810—1840), war lange Zeit hindurch die einzige Ausbildungsstätte der Ärzte für die sich entwickelnde Kinderheilkunde; GUERSANT PÈRE (1818—1841) (Abb. 34), BLACHE (1845—1863), TROUSSEAU (1845—1853), ROGER (1853—1874), BOUCHUT (1863

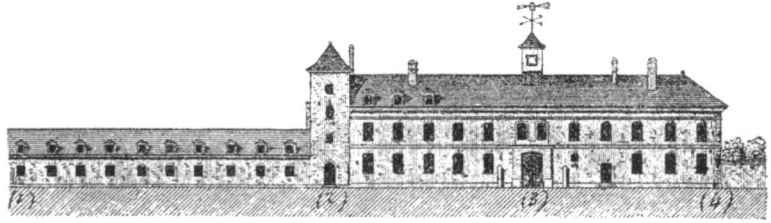

Abb. 33.   Das Pariser Hôpital des enfants malades im Jahre 1802.

bis 1883) u. a., diese hervorragend präzisen und scharfsichtigen Beobachter übten auch auf das Ausland eine von Jahr zu Jahr zunehmende Anziehungskraft aus, so, daß das Pariser Hôpital des enfants malades für all' jene Kollegen, die sich in unserem Fach gründlicher auszubilden wünschten, das Mekka war und lange Zeit hindurch blieb. HUTINEL, der gegenwärtige Führer der Pädiatrie in Frankreich, konnte im Vorwort seines 1909 erschienenen großen Handbuches stolz darauf hinweisen: „pendant plus que cinquante ans la pédiatrie française occupa glorieusement le prémier rang", und „c'etait chez nous que l' Europe venait apprendre la pédiatrie". In den Räumen dieses Spitals sammelten mit Bienenfleiß ihre Erfahrungen: ERNEST DE BARTHEZ und sein Freund und Mitarbeiter, der aus Genf stammende FRÉDERIK RILLIET; die fachgemäße Bearbeitung

---

[1]) JADELOT, Description topographique de l'hôpital des enfants malades. Paris 1805.

dieser Erfahrungen ist in der 1843 erschienenen dreibändigen Kinderheilkunde[1]) der beiden Autoren niedergelegt; dieses Werk wurde
alsbald durch C. R. HAGEN auch in die deutsche Sprache übertragen. D'ESPINE (Genf) bezeichnet dieses Werk in einer Festrede als „ouvrage monumental", und mit Recht, denn es

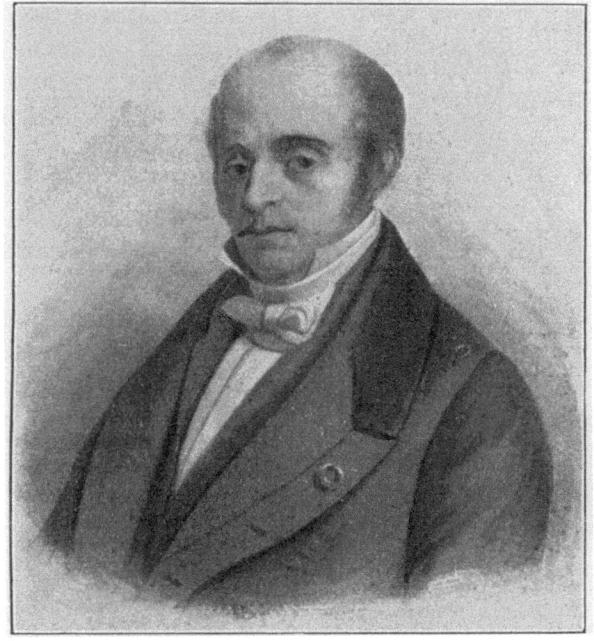

Abb. 34. Guersant père, der Nachfolger JADELOTS
im Jahre 1818 im Hôpital des enfants malades in Paris.

war lange Zeit hindurch die Bibel der Ärzte, und wird für alle
Zeiten ein Quellenwerk für jene bilden, die die ältere Epoche fach-
gemäß studieren wollen.

Das war tatsächlich die erste Phase der wissenschaftlichen Entwicklung der Kinderheilkunde, die von HUTINEL treffend als „la
phase de l'observation pure" bezeichnet wird. Die große
französische Schule begann nämlich bereits gleich zu Beginn des

---

[1]) E. BARTHEZ et FR. RILLIET, Traité clinique et pratique des maladies des
enfants. 1843.

19. Jahrhunderts die klinischen Symptome mit den bei der Sektion gefundenen pathologischen Organveränderungen zu vergleichen, diese Bestrebungen fanden in der Pädiatrie ihren ersten Vertreter nicht erst in Barthez und Rilliet, sondern in dem, diesen um zwei Jahrzehnte vorausgegangenen C. Billard[1]), dessen präzise Beobachtungen am Krankenbett und Sektionsbeobachtungen im Pariser Findelhaus, dem Hôpital des enfants trouvés, ihn instand setzten, 1828 sein ausgezeichnetes Werk, das 655 Seiten umfaßt und das von Billard dem Direktor des Findelhauses, Baron (médecin des enfants de France), gewidmet wurde, zu veröffentlichen.

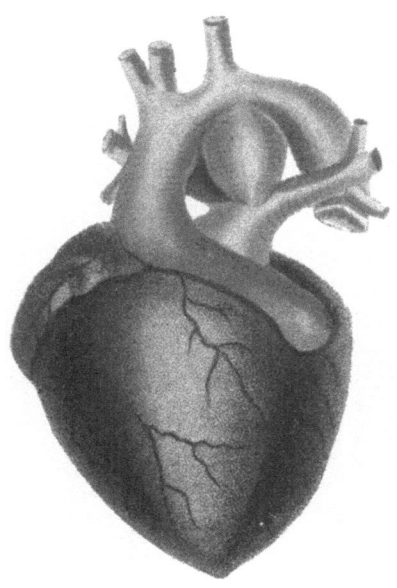

Das umfangreiche Werk enthält 17 Kapitel, und jedes Krankheitsbild ist durch knapp beschriebene Krankheitsfälle illustriert. Das „epigraphe" des Werkes ist Morgagni entnommen, dessen Werke anscheinend die Lieblingslektüre des Autors bildeten. Dem Schluß des Buches sind einige kolorierte Illustrationen angefügt, die von Billard eigenhändig gezeichnet und koloriert waren (Abb. 35).

Abb. 35. Aneurysma duct. art. Botalli. Nach dem eigenhändig gezeichneten und kolorierten Bild Billards.

Es bildet ferner den Ruhm der französischen medizinischen Wissenschaft, daß im ersten Drittel des 19. Jahrhunderts (1826) der berühmte Kliniker P. Bretonneau[2]) als erster die Diphtherie meritorisch beschrieben hat (Abb. 36); bekanntlich stammt auch

---

[1]) C. Billard, Traité des maladies des enfants nouveaux-nés et à la mamelle, fondé sur de nouvelles observations cliniques et d'anatomie pathologique, faites à l'hôpital des enfants trouvés de Paris dans le service de M. Baron. Paris 1828. Baillière, Deutsche Übersetzung von F. L. Meissen im Jahre 1829 (Weimar).

[2]) P. Bretonneau, Des inflammations spéciales du tissu muqueuse et en particulier de la diphthérie, ou inflammation pelliculaire, connue sous le nom de croup, d'angine maligne, d'angine gangréneuse etc. Paris 1828.

die Benennung der Krankheit von ihm, und wir finden es für wichtig, zu betonen, daß BRETONNEAU und sein Schüler A. T. TROUSSEAU (Abb. 37) die Ätiologie der Rachendiphtherie und des Kehlkopfkrupps als identisch betrachteten und derart die 1784 publizierte, aber in Vergessenheit geratene, gleichlautende Auffassung des New Yorker Arztes SAMUEL BARD gleichsam wieder erneuerten.

Betont sei ferner, daß TROUSSEAU es war, der bei der Kruppbehandlung den Kehlkopfschnitt in die Praxis einführte und auf diesem Gebiet eine derart intensive Tätigkeit entfaltete, daß seine Zeitgenossen ihn als den „Paten" des Kehlkopfschnittes bezeichneten[1]). Aber es war derselbe TROUSSEAU, dessen hohes Ansehen zum großen Teil die Ursache war, daß die Tubage von BOUCHUT, einen Vorläufer des Verfahrens von O'DWYER, in der Pariser ärztlichen Akademie 1858, nach bewegten Debatten, die von BOUILLAUD treffend

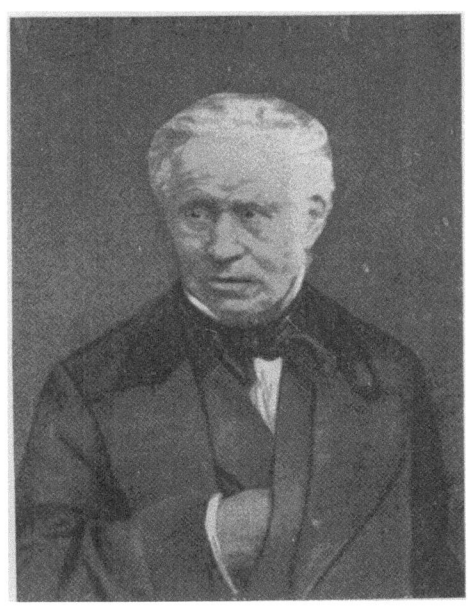

Abb. 36. P. BRETONNEAU.

als „tempête scientifique" bezeichnet wurden, mit einem übertrieben strengen Verdikt abgelehnt wurde, trotzdem der Chirurg MALGAIGNE gleichsam prophetisch bei Schluß der Debatte erklärte: „wer weiß, vielleicht wird die Tubage bei der Kruppbehandlung einst eine ebenso große Bedeutung erlangen, wie die Lithotrypsie bei Blasensteinen".

Wir erachten es für die Geschichte unseres Spezialfaches bedeutungsvoll, hier zu konstatieren, daß zwei französische Ärzte,

---

[1]) A. T. TROUSSEAU, Nouvelles recherches sur la tracheotomie, pratiqué dans la période extrême du croup. 1851.

COLLES und BAUMÉS, 1837 resp. 1840 das Erfahrungsgesetz auf-
stellten, daß die Mutter, die ein luetisches Kind zur Welt bringt,
ohne selbst Lues sichtlich überstanden zu haben, der Syphilis
gegenüber immun ist. Wir wissen, daß diese sog. Thèse von
COLLES-BAUMÉS mit einer anderen Erklärung auch heute noch
vollauf in Geltung steht.

Das zweite Kinderspital entstand in Rußland im Jahre 1834,
also drei Jahrzehnte nach der Eröffnung des Pariser Kinderspitals.

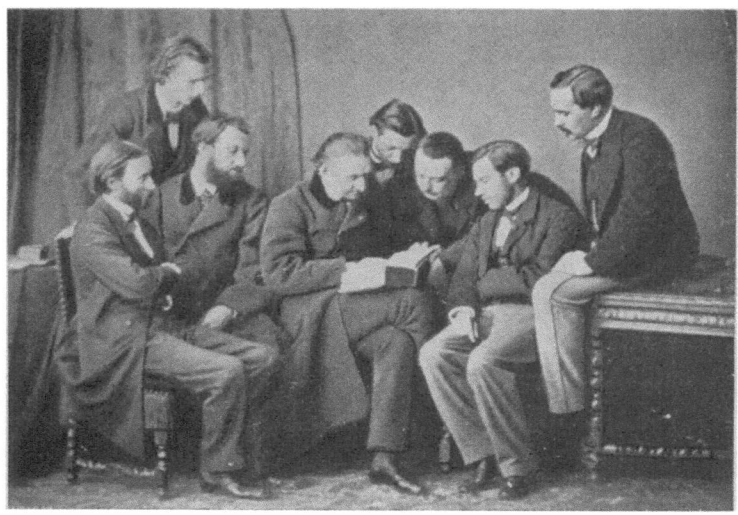

Abb. 37. TROUSSEAU im Kreise seiner Schüler.

Die Anstalt (NIKOLAISCHES Kinderspital) kam dank den Be-
mühungen Dr. FRIEDEBURGS zustande und begann ihre Tätigkeit
mit 60 Betten; diese Ziffer erhöhte sich bald auf 100. Die Anstalt
verdankte der öffentlichen Wohltätigkeit ihr Entstehen und war
anfangs in einem Miethaus untergebracht, bis sie nach achtjährigem
Bestehen in ihr eigenes Gebäude übersiedeln konnte. In den
40er Jahren besteht ein Kinderspital auch schon in Moskau, und
in St. Petersburg wird bereits das zweite, das Elisabetha-Spital,
eröffnet. Das große Findelhaus in St. Petersburg, das 1770 entstand, sowie das riesige Dimensionen aufweisende Findelhaus in
Moskau, das seine Tätigkeit 1763 begann und das wir bereits in

Kapitel I dieser Arbeit erwähnt haben, hatten zu jener Zeit kaum einigen Einfluß auf die wissenschaftliche Entwicklung der Kinderheilkunde.

In Deutschland fällt der Beginn der wissenschaftlichen Entwicklung der Pädiatrie auf das Jahr 1830. Zwanzig Jahre nach der Gründung der Berliner Universität wurde nämlich im Charitégebäude eine Kinderabteilung errichtet, die mit klinischem Charakter versehen wurde. Der erste Leiter dieser kleinen Abteilung war BAREZ, dessen literarische Tätigkeit wohl gering war, als Lehrer und Kliniker jedoch besaß er so hervorragende Eigenschaften, daß die Ärzte jener Zeit ihn als Didakten an die Seite SCHÖNLEINS stellten. Ein großes Verdienst BAREZ ist, daß er mit ROMBERG zusammen das Journal für Kinderkrankheiten gründete, das die erste pädiatrische Fachzeitschrift der ganzen Weltliteratur bildet und von 1843 bis 1872 bestand und insgesamt 50 Bände umfaßt. Der erste Band beweist, daß auch die französischen und englischen Fachkollegen als Mitarbeiter gewonnen waren. In diesem ersten Band finden wir eine ausführliche Besprechung der grundlegenden Arbeit C. L. ELSÄSSERS über die Kraniotabes[1]. Der Nachfolger BAREZ' im Lehrstuhl war EBERT, dessen Tätigkeit jedoch in der Literatur kaum irgendwelche Spuren hinterließ[2].

Hier erwähnen wir, daß 1860 die berühmte grundlegende Monographie JACOB V. HEINES über die spinale Kinderlähmung erschien, welche Benennung ebenfalls von ihm stammt. Er behandelt in seiner Arbeit in Anschluß an sehr präzis beschriebene Krankheitsfälle das klinische Bild der Paralysis infantilis in wahrhaft klassischer Weise, und wir müssen staunen, daß er mit den primitiven therapeutischen Mitteln der damaligen Zeit so hervorragende Heilresultate erzielte (Abb. 38). Seine erste kleine Mitteilung über diesen Gegenstand: „Beobachtungen über Lähmungszustände der unteren Extremitäten und deren Behandlung", erschien 1840. Sein Name ist in der im 20. Jahr-

---

[1] Der weiche Hinterkopf, ein Beitrag zur Physiologie und Pathologie der ersten Kindheit. Stuttgart 1843.

[2] O. HEUBNER, Die Mitarbeit der Berliner medizinischen Fakultät an der Entwickelung der Kinderheilkunde im ersten Jahrhundert der Berliner Universität Med. Klinik. Nr. 41. 1910.

hundert geschaffenen Benennung des Leidens: HEINE-MEDINsche Krankheit, in unserer Wissenschaft verewigt worden.

Zu Beginn des vorigen Jahrhunderts gibt es in Deutschland noch kein Kinderspital. Die Anstalten in Hamburg, Stuttgart, Berlin, Frankfurt a. M. und München usw. entstehen erst später, zwischen 1840 und 1850. Während Deutschland noch kein selbständiges Heim für kranke Kinder besitzt, wird in Wien infolge des Eifers des aus Györ stammenden, also in Ungarn geborenen, hochangesehenen Dr. MAUTHNER (K. W. MAUTHNER RITTER VON MAUTSTEIN)

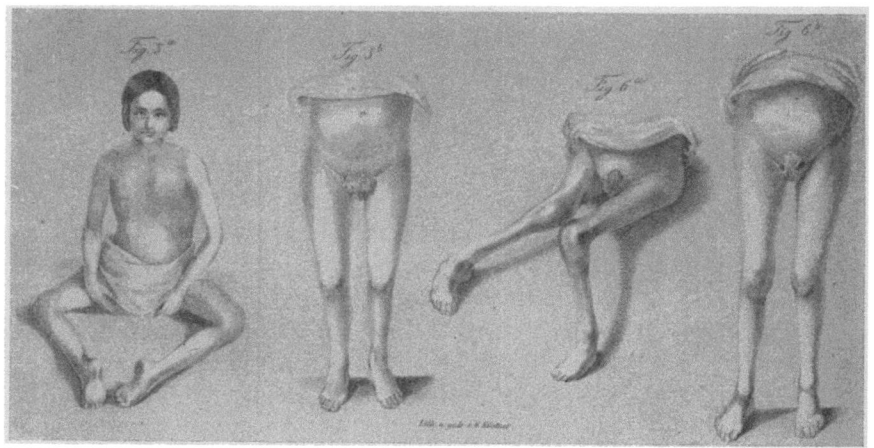

Abb. 38. Illustrationen aus dem Werk von HEINE (Abb. 5a und 6a vor der Behandlung, Abb. 5b und 6b nach der Behandlung).

(Abb. 39) das St.-Annen-Kinderspital mit 12 Betten eröffnet. Die Persönlichkeit und Denkweise MAUTHNERS charakterisiert treffend das Zitat aus GOETHES Faust, mit dem er das Vorwort seiner auch ins Französische übersetzten Kinderdiätetik[1]) schmückte: „Nie werdet ihr Herz zu Herzen schaffen, wenn es euch nicht von Herzen geht", und seine philanthropische Gesinnung beweisen die Worte, mit denen er sein trefflich gelungenes Porträt in Kupferstich unterzeichnete: „Es gibt nichts angenehmeres, als Kindern Gutes zu tun." Das St.-Annen-Kinderspital in Wien ist daher die zweite Heimstätte der österreichischen Pädiatrie

---

[1]) Kinderdiätetik. Wien 1852.

und das dritte Kinderspital der zivilisierten Welt. 1858, nach dem Tod MAUTHNERS, übernimmt FR. MAYR den Lehrstuhl (Abb. 40). Seine Tätigkeit fällt bereits in die Glanzperiode der Wiener Schule und sein didaktisches und literarisches Wirken fügt sich glänzend in den Rahmen der großen Schule ein, so, daß lernbegierige junge Ärzte aus dem Ausland das sich mehr und mehr erweiternde

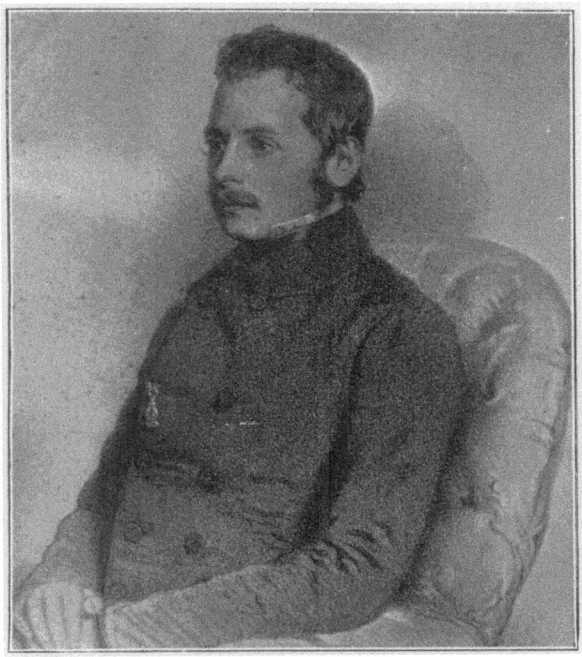

Abb. 39. K. W. MAUTHNER, der Gründer des St.-Annen-Spitals in Wien.

Institut MAYRS, das alljährlich ein größeres Krankenmaterial konzentriert, immer häufiger aufsuchen. Er starb, erst 49 Jahre alt, am 3. August 1863. Obgleich seine Lehrtätigkeit nur eine kurze war, ist er doch als der Gründer der klinischen Pädiatrie in Wien zu betrachten. Die auch heute noch wertvolle Semiotik und seine Arbeit über die Lues congenita beweisen, mit welcher Exaktheit die Krankenbeobachtung in diesem Institut betrieben wurde. Auf Initiative MAYRS setzte 1858 das Erscheinen der sehr bedeutsamen und auch heute noch bedeutendsten Zeitschrift

unseres Spezialfaches: „Jahrbuch für Kinderheilkunde",
ein, in dessen Redaktion er den in Ungarn gebürtigen L. M. Po-
LITZER aus Wien und den emeritierten Arzt des Wiener kaiserlichen
Findelhauses, M. SCHULLER, neben sich aufnahm. Die Gründung
des Jahrb. f. Kinderheilk. verdanken wir eigentlich Prof. CLAR
(Graz), der diese Frage in der 32. Wanderversammlung der deutschen

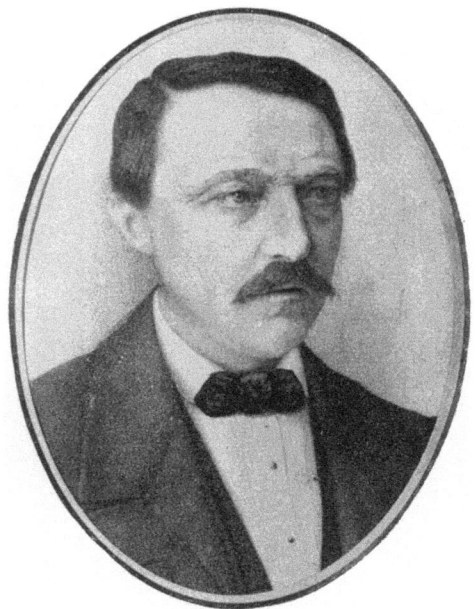

Abb. 40.   FR. MAYR.

Ärzte und Naturforscher aufgeworfen hat. In dem Redaktions-
komité war ursprünglich auch BEDNAR Mitglied, aber er trat zurück. Die Zeitschrift erschien anfangs in Vierteljahrsheften. Die
Mitarbeiter des ersten Bandes waren: ALFR. VOGEL, HENNIG, CLAR,
ARLT, POLITZER; SCHULLER besprach in diesem Band eingehend
die II. Auflage des Werkes von BARTHEZ und RILLIET, das von
E. R. HAGEN in die deutsche Sprache übertragen wurde. Der
erste Band dieser Zeitschrift hat für uns Ungarn insofern Bedeutung, daß in diesem der erste Artikel von BÓKAI sen. über

die retropharyngealen Abszesse erschien, der im Anschluß an
12 Fälle auf 30 Seiten diesen bis dahin kaum gekannten Krank-
heitsprozeß beschreibt.

In Österreich setzte daher die Entwicklung der Pädiatrie ziemlich
früh ein; nicht nur im St.-Annen-Kinderspital und in dem
früher gewürdigten Öffentlichen Kinder-Krankeninstitut

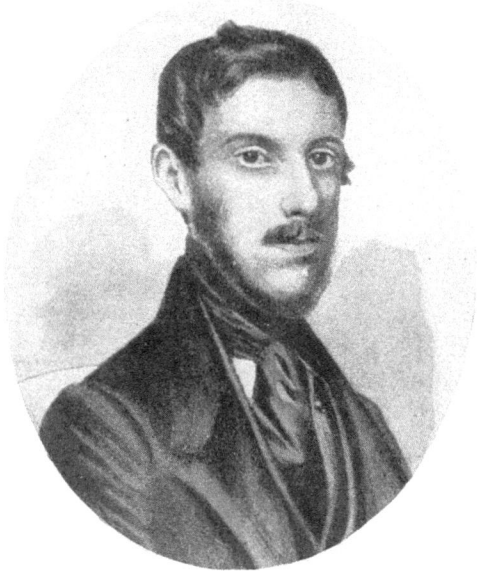

Abb. 41. AUGUST SCHÖPF-MEREI.

wurde wissenschaftlich gearbeitet, sondern an dieser Arbeit nahm
auch das kaiserliche Findelhaus teil. Das beweist der umfangreiche
Band, der zu jener Zeit aus der Feder ALOIS BEDNARS über die
Krankheiten der Neugeborenen und Säuglinge[1]) erschienen ist;
dieses Werk war damals neben dem des Franzosen BILLARD mit
ähnlichem Inhalt das alleinige Werk auf diesem Gebiet.

In Ungarn finden wir bei Anbruch des 19. Jahrhunderts sozusagen nur Spuren pädiatrischer Fachtätigkeit. An der Universität
wurde wohl die Pädiatrie mit der Gynäkologie zusammen schon

_____

[1]) A. BEDNAR, Die Krankheiten der Neugeborenen und Säuglinge. Wien 1850.

in den 30er Jahren vorgetragen, von den damals wirkenden GEORG WEKERLE und JOSEF BRÄUER blieb uns jedoch nichts erhalten, was ihre wissenschaftliche Tätigkeit beweisen könnte. Die ungarische Kinderheilkunde findet in SCHÖPF-MEREI ihren ersten

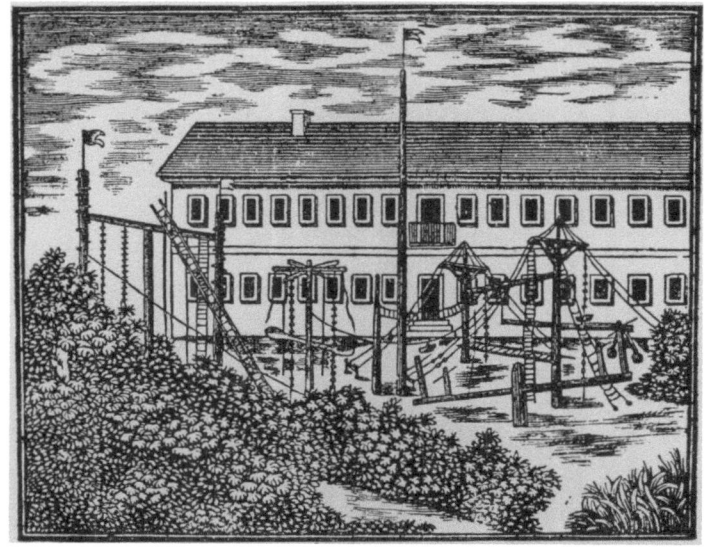

A' Pesti

orthopaedi Privát - Intézet

a' Mirigykór 's Elgörbülések

gyógyítására,

az emberi testen 's tagokon.

(Alap. 's igazg. **Schoepf A.**, orv. seb. dr.. rendk., k. orvos. prof., az orvosi kar' tagja , a' magy. tud. társ. lev. tagja 's gyakorló orvos Pesten.)

Abb. 42. Die Pester orthopädische Privatanstalt, gegründet von A. SCHÖPF.

wahren Vertreter, der auf Grund seiner hohen Bildung und seines hervorragenden ärztlichen Wissens sozusagen prädestiniert war, dieses Fach in Ungarn mit glücklicher Hand zu begründen (Abb. 41). SCHÖPF erhielt seine Ausbildung an ausländischen, besonders an italienischen Universitäten; er beabsichtigte ursprünglich als Chirurg zu wirken und schafft bereits 1837 eine orthopädische Anstalt in der Dohánygasse in der Gegend des heutigen israelitischen Tempels; als dann die große Donauüberschwemmung des Jahres 1838 seine schöne Schöpfung zerstört, beginnt er sich mit der Idee der Schaffung eines Kinderspitals zu

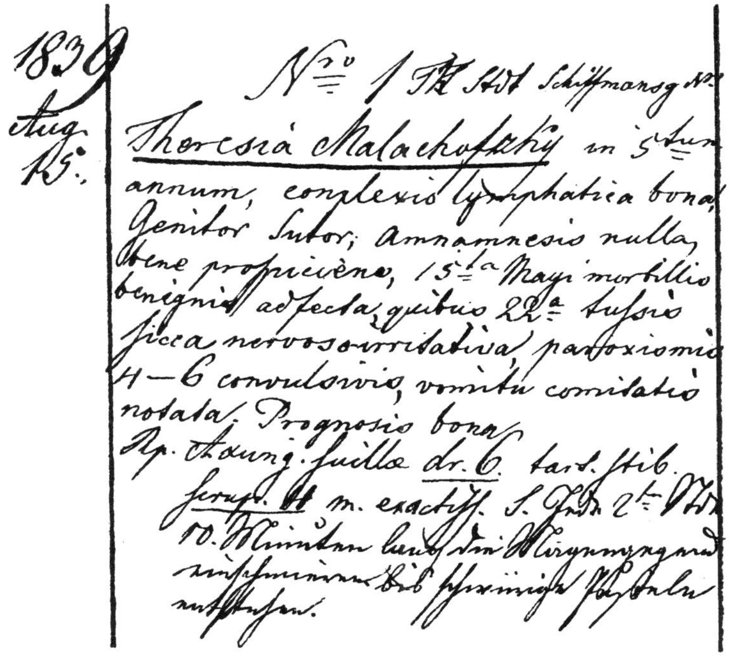
1839 Aug. 15.
Nro 1
Theresia Malachofszky in 5tum annum, complexio lymphatica bona, Genitor Sutor; anamnesis nulla, bene proficiens, 15ta Maji morbillis benignis affecta, quibus 22a tussis sicca nervoso irritativa, paroxismis 4–6 convulsivis, vomitu comitatis notata. Prognosis bona.

Abb. 43. Das Krankenprotokoll über den ersten Patienten des Spitals (Handschrift SCHÖPFS).

beschäftigen. Mit Hilfe seiner großen Verbindungen und seines Ansehens gelingt ihm auch alsbald die Schaffung der Anstalt im Vereinswege, so daß 1839 in der damaligen Ötpacsirta-Gasse, der heutigen Esterházygasse, im Stockwerk eines Miethauses das Pesther Kleinkinderspital (später Pesther Armenkinderspital, sodann: Stefanie-Kinderspital) mit 12 Betten eröffnet werden konnte (Abb. 43); es begann daher seine Tätigkeit zwei Jahre nach der Gründung des St.-Annen-Spitals und war der Reihe nach das vierte Kinderspital der ganzen Welt.

Schöpf veröffentlicht bereits 1842 eine kurze Schilderung der 3½jährigen Tätigkeit des Spitals, und welch hervorragende Anerkennung die in bescheidenem Rahmen wirkende Anstalt schon in diesen Jahren des Beginnes genoß, beweist der Umstand, daß in der Kongregation des Pester Komitates 1844 auf Antrag Ludwig Kossuths beschlossen wurde, bei der Besetzung der Komitatsärztestellen jene, die „... ein Zeugnis über die in der Pester Kinderheilanstalt mit ärztlich-chirurgischen Ordinationen verbundenen pathologischen und therapeutischen Vorträge aufweisen, besonders berück-

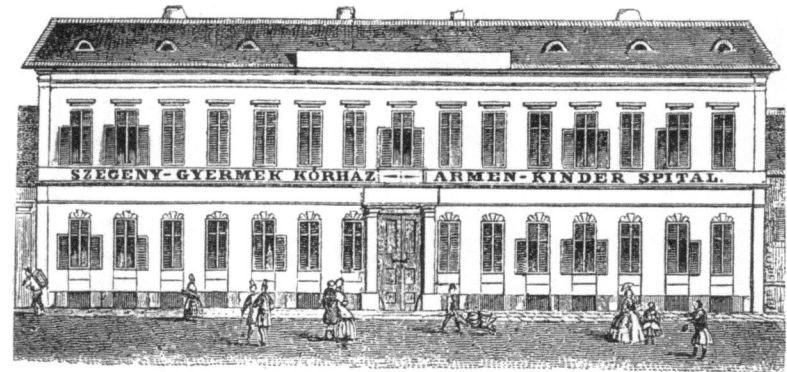

Abb. 44.

sichtigt werden sollen, und daß dieser Beschluß im ganzen Lande der Aufmerksamkeit der Komitate empfohlen werde."

Die stufenweise Entwicklung des Spitals brachte bald die Frage der Schaffung eines selbständigen Heimes aufs Tapet, und als die von Ludwig Kossuth und Moritz Szentkirályi initiierte Lotterie den Verein in den Besitz einer zu den damaligen Zeiten erheblicheren Summe brachte, beschloß der Ausschuß, „in der königl. Freistadt Pest, zwischen dem Rochus-Spital und der königl. Universität, möglichst nahe zu der Anstalt in der Ötpacsirtagasse, ein Anstaltsspital zu errichten." Derart entstand das Armenkinderspital in der Öszgasse, dessen Schlußstein in der Anwesenheit der Gattin des Palatins, Marie Dorothea,

am 14. Juni 1845 gelegt wurde (Abb. 44). Das immer mehr an-
wachsende Krankenmaterial brachte den gewissenhaft beobachten-
den SCHÖPF in den Besitz von umfangreichen Erfahrungen; das
Ergebnis dieser Erfahrungen wünschte er in seinem, sich auf 8700
Krankheitsfälle stützenden, ungarischen Lehrbuch der Kinderheilkunde (1847) niederzulegen, das als dreibändiges Werk geplant war;
leider konnte nur der erste, 279 Seiten umfassende Band erscheinen[1]).
Dieses vortreffliche Werk bildete gleichsam die Fortsetzung jener Zeitschrift, die von SCHÖPF mit großen materiellen Opfern seit 1845 unter
dem Titel: „Magyar orvossebészi évkönyvek a gyermekgyógyászat köréböl" (Ungarische medikochirurgische Jahrbücher über Kinderheilkunde) herausgegeben wurde. Wie wissenschaftlich SCHÖPF dachte, dessen ärztliche Individualität sich auf
Grund der Lehren von AUTHENRIET und SCHÖNLEIN, ferner CORVISART,
LAËNNEC, BARTHEZ und RILLIET und schließlich von SKODA entwickelt hat, beweist die Devise, unter welcher er die erwähnte
Zeitschrift begann und die er BACO VON VERULAM entnommen
hatte: „Non fingendum, aut excogitandum, sed in-
veniendum, quid natura ferat, vel faciat."
Der Freiheitskrieg der Jahre 1848/49 entzog SCHÖPF, der während
der Revolution den Namen MEREI annimmt, dem Institut, weil
SCHÖPF-MEREI als vorzüglicher Chirurg sich begeistert dem ungarischen Heer anschloß. Das erheblich reduzierte Spital wurde vom Se-
kundärarzt Dr. JOHANN BOCK geleitet (Abb. 45), der mit seinem älteren
Bruder, der als Pionier-Oberleutnant in der Honvédarmee diente
und unter dem Kommando des Obersten v. MARIÁSSY 1849 an der
Belagerung der Ofner Festung teilgenommen, den Namen BÓKAI
angenommen hatte. In den Jahren 1848 und 1849 entfaltete das
Spital kaum irgendwelche Tätigkeit. Als die ungarische Armee
am 3. Mai 1849 auf dem Blocksberg vor der Ofner Festung erschien,
und zum Teil von dort, zum Teil vom Naphegy aus Angriffe gegen
die Festung richtete, ließ bekanntlich der österreichische General
HENTZI die friedliche und wehrlose Stadt Pest unaufhörlich be-
schießen und zwang einen Teil der Bewohner zur Flucht. Nachdem die Bomben bis zur Kerepeserstraße (der heutigen Rákóczy-út)
fielen und auch das Ecke der Öszgasse befindliche stockhohe

---

[1]) Manuskript und Bürstenabzug einiger Bogen des zweiten Bandes werden
in der Bibliothek der Budapester pädiatrischen Universitätsklinik aufbewahrt.

Gebäude des berühmten Mátyás-Kaffeehauses von einigen Bomben getroffen wurde, übersiedelte der junge Sekundarius Bókai die im Spital gepflegten bettlägerigen Kranken mit den Pflegerinnen in ein von Gärten umgebenes Haus im Stadtwäldchen; hier blieben dann die Kranken, bis der Oberbefehlshaber der ungarischen Armee Görgey die Ofner Festung am 21. Mai eingenommen hatte.

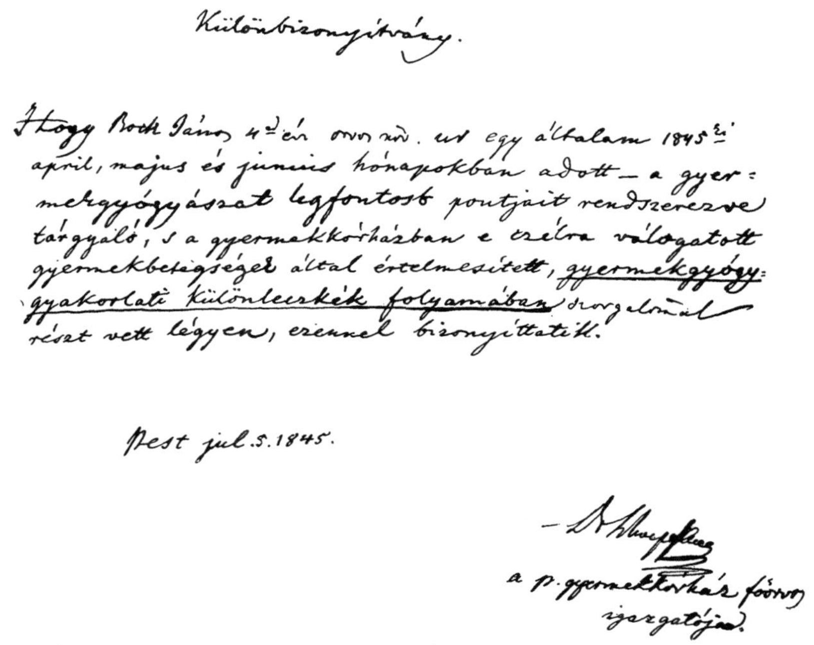

Különbizonyitvány.

Hogy Bock János 4d éves orv. növ. ur egy általam 1845ki april, majus és junius hónapokban adott — a gyermekgyógyászat legfontosb pontjait rendszeresen tárgyaló, s a gyermekkórházban e czélra válogatott gyermekbetegségek által értelmesitett, gyermekgyógy. gyakorlati különleczkék folyamában szorgalommal részt vett légyen, ezennel bizonyittatik.

Pest jul. 5. 1845.

Dr Schoepf Merei
a p. gyermekkórház főorvos igazgatója.

Abb. 45. Das von Schöpf für den Studenten der Medizin Bókai sen. ausgestellte Zeugnis.

Schöpf-Merei emigriert nach der Niederringung des Freiheitskampfes mit Ludwig Kossuth in die Türkei, von dort begibt er sich auf Einladung seiner englischen Kollegen und Freunde James Clark und Charles West nach London und ließ sich dann endgültig in Manchester nieder, wo er sodann 1858 gestorben ist.

Aus den ersten Jahrzehnten des 19. Jahrhunderts bis zur Revolution kann ich außer Schöpf-Merei aus Ungarn nur zwei Autoren nennen, die sich in unserem Fach nachdrücklicher literarisch betätigten. Der erste ist Georg Haiszler, der verdienstvolle Komitatsphysiker in Veszprém, aus dessen Feder 1837 ein ziemlich

umfangreiches Werk unter dem Titel: „A g y e r m e k k o r é s n ö n e m
b e t e g s é g e i r ö l" (Über die Krankheiten des Kindesalters und des
weiblichen Geschlechts) erschien, welches eigentlich den dritten Band
seines 1800 begonnenen, 1802 fortgesetzten zweibändigen medizinischen Buches bildete. Der zweite Autor ist MICHAEL KATONA, der
über die von ihm 1842 auf dem Gebiet des Komitates Borsod massenhaft durchgeführten Masernüberimpfungen referiert. Dieses Referat
wurde in ungarischer Sprache in Miskolcz herausgegeben und in
Wien in der vornehmen Zeitschrift „M e d i z i n. J a h r b ü c h e r d e s
ö s t e r r. S t a a t e s" publiziert. Während das Werk HAISZLERS
kaum irgendwelchen wissenschaftlichen Wert besaß und mehr
den unermüdlichen Fleiß des wackeren Provinzkollegen beweist,
besitzt das Werk von MICHAEL KATONA hervorragende Bedeutung und fand auf Grund des zwei Oktavseiten umfassenden
deutschen Auszuges Aufnahme in die Weltliteratur, so daß der
Name KATONAS in den ausländischen Sammelwerken bei der
Besprechung der Pathogenese der Masern auch heute noch erwähnt
wird.

KATONA referiert in dieser seiner kurzen Publikation über das
Resultat seiner in 26 Gemeinden des Komitates Borsod an 1122 Personen durchgeführten Impfungen. Die Impfung führte er genau
so durch, wie die Pockenschutzimpfung. Als Impfstoff dienten
entweder die Tränen oder, im Stadium des floriden Exanthems,
das Blut der Masernkranken.

Wir können diesem ziemlich kurzgefaßten Referat KATONAS einen
um so bedeutenderen Wert beimessen, als bis dahin die Pathogenese und Ätiologie der Masern in vollkommenes Dunkel gehüllt
waren und jene 1758 aufgestellte Behauptung des Edinburgher Arztes
FR. HOME, wonach die Masern mit dem Blut überimpfbar seien,
war von anderer Seite durch erfolgreiche Impfungen nicht bestätigt
worden, und so massenhafte Impfungen, wie sie eben KATONA durchführte, sind von anderen auch seither nicht gemacht worden. Die
Mitteilung von FR. MAYR (Wien), wonach die Ansteckung durch
das Nasensekret und durch die Tränen übertragbar sei, ist 1852
erschienen[1]). Hier wollen wir erwähnen, daß die überaus wertvolle Publikation PANUMS, deren Material die zu Dänemark

---

[1]) Beobachtungen über Masern. Zeitschr. d. k. k. Gesellsch. d. Ärzte zu Wien
8. Jahrg., 2. Heft. 1852.

gehörende Faröer Inselgruppe lieferte, und in welcher der Autor auf Grund seiner Massenbeobachtungen die Inkubationsdauer der Masern genau feststellen konnte, 1846 im ersten Band des VIRCHOW-schen Archives erschienen ist. PANUM bereiste als amtlicher Delegierter der dänischen Regierung innerhalb vier Monate 17 der 20 Inseln, und studierte die dort in großen Dimensionen auf-tretende Masernepidemie mit für alle Zeiten muster-gültigen Aufzeichnungen.

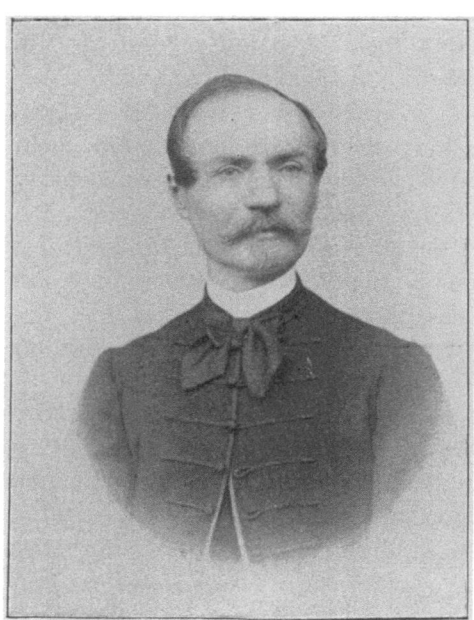

Abb. 46.   Das Porträt von J. BÓKAI sen.
Ende der 60er Jahre.

Mit dem 1848 erfolgten Abgang SCHÖPF - MEREIS übernahm die Leitung des Pester Armenkinder-spitals Sekundararzt JO-HANN BÓKAI sen., vor-maliger Operationszögling BALASSAS, und leitete die Anstalt inmitten der schwersten Zeiten. Die bewegte Epoche, und die drückende finanzielle Lage drohten wiederholt mit der vollständigen Stockung des Anstaltsbetriebes. Diese kritische Zeit des Spitals dauerte bis 1852[1]), als end-lich das finanzielle Gleich-gewicht des Vereins in Ord-nung kam und im Spital die ungestörte wissenschaftliche Arbeit neuerlich einsetzen konnte. Zu dieser Zeit wurden in kurzen Inter-vallen die Publikationen von BÓKAI sen. über die retropharyngealen Abszesse, die Adhaesio cellularis ad glandem, die Atresia cellularis vaginae und über die Mastdarmpolypen, welche Arbeiten, nachdem sie auch in deutscher Sprache erschienen, das Pester Armen-kinderspital vor dem Ausland abermals bekannt machten, und BÓKAI trat damit in engeren Konnex mit den ausländischen

---

[1]) JOHANN V. BÓKAY, A Pesti szegénygyermek-kórház 1848-tól 1852-ig (Das Pester Armenkinderspital von 1848—1852). Orvosi Hetilap 1915, Nr. 47.

Pädiatern (Abb. 46). BÓKAI redigierte ferner im Verein mit dem berühmten SEMMELWEIS 1864 eine Beilage der medizinischen Wochenschrift „Orvosi Hetilap" unter dem Titel: „Nö - és gyermekgyógyászat" (Frauen- und Kinderheilkunde), die aber nach dem 1865 eingetretenen Tod SEMMELWEIS' zu erscheinen aufhörte.

Es ist interessant, daß geraume Zeit, Jahrzehnte vor der Entdeckung KOCHS, also noch bevor wir 1882 den Tuberkulosebazillus kennen gelernt haben, die Frage des Schutzes der tuberkulösen resp. skrophulösen Kinder die Aufmerksamkeit der Gesellschaft auf sich lenkte und daß durch Benützung der Meeresküsten und des Seewassers als Heilfaktoren eine erfolgreiche Aktion zur Behandlung dieser unglücklichen Kinder eingeleitet wurde. Als die Pariser medizinische Akademie 1786 einen Preis zur Erörterung der Frage der Skrophulose ausschrieb, befand sich unter den Preisbewerbern auch HUFELAND (1765—1836) aus Deutschland, der illustre Autor der „Makrobiotik", und er entwarf mit bewundernswerter „claire - voyance" das ausführliche Programm[1]) der hygienischen Skrofulosebehandlung, und all das, was seit mehr als hundert Jahren bis zur neuesten Zeit auf diesem Gebiet geschieht, ist eigentlich nur die Verwirklichung der einzelnen von HUFELAND aufgestellten Programmpunkte.

Aus ziemlich primitivem Beginn entwickelten sich stufenweise jene mächtigen Anstalten, die unter dem Namen von „Seehospizen" bekannt sind. Der englische Arzt RICHARD RUSSELL war der erste, der die hervorragende Heilwirkung des Meeres bei der Behandlung dieser Leiden erkannte und in seinen literarischen Arbeiten, die Ende des 18. Jahrhunderts erschienen sind, die Notwendigkeit betonte, das Seewasser als Heilfaktor bei den skrofulotischen Knochen- und Gelenksleiden, der sog. lokalen Tuberkulose, möglichst ausgiebig zu verwenden[2]) (MICHELET sagt von ihm treffend: „il inventa la mer"). Vierzig Jahre später konstituierte sich das englische Margate - Hospice, und die primitive kleine Anstalt konnte 1796 ihre Tätigkeit mit 16 Krankenbetten beginnen. Aus diesem wahrhaft bescheidenen Beginn

---

[1]) S. NEUBURGER - PAGEL, Handb. d. Geschichte d. Medizin III, 993. Jena 1905.
[2]) R. RUSSELL, A dissertation concerning the use of sea water in diseases of the glands etc. Oxford 1750. On the use of sea water etc. London.

entwickelte sich an derselben Stelle das gegenwärtige große Seespital,
dessen Zustandekommen seinerzeit durch die 30 000 Pfund be-
tragende Stiftung des illustren englischen Dermatologen Sir
ERASMUS WILSON erheblich gefördert wurde. Die französische

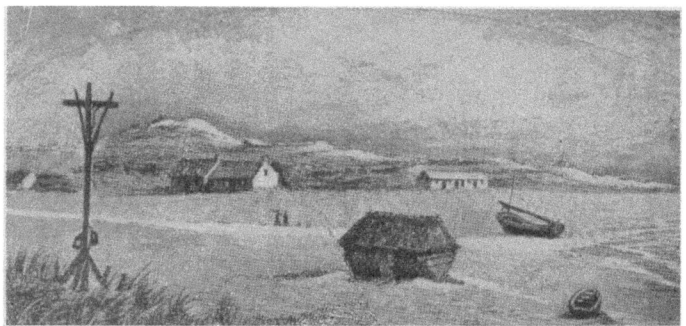

Abb. 47.   Berck sur Mer in den 50er Jahren.

Anstalt in Berck sur Mer, das Hôpital maritime à Berck
sur Mer, das in der Kaiserzeit Hôpital Napoleon genannt
wurde, und das in der ganzen Welt nicht seinesgleichen hat, ent-

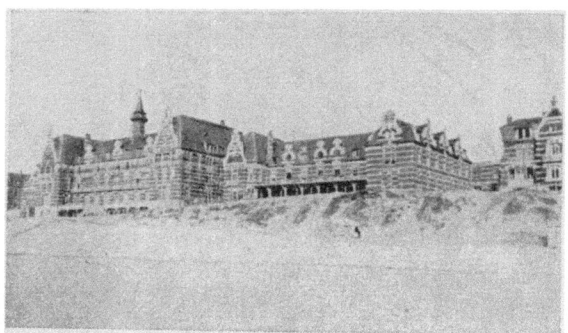

Abb. 48.   Das Hôpital national in Berck sur Mer.

wickelte sich gleichfalls aus den primitivsten Anfängen. Die Idee
der Schaffung dieser Institution bildet das Verdienst von Dr. PAUL
PERROCHAUD. Als er sich von der vorzüglichen Wirkung der See-
bäder für die Behandlung der Skrofulose überzeugte, unterbrachte
er im Sommer 1857 mit Hilfe einer mittellosen Witwe, Madame

DUHAMEL, einige kranke Kinder, die in dem Pariser Findelhaus
ausgewählt wurden, in der Gemeinde Grosfliers, von wo sie durch
Frau DUHAMEL selbst zweimal täglich in einem Schubkarren zur
Meeresküste gebracht wurden (Abb. 47); sie pflegte die Kinder,
badete sie und wusch ihre Wunden. Die derart gewonnenen
therapeutischen Erfahrungen gaben den Impuls, an dieser Meeresküste jenes monumentale Institut zu errichten (Abb. 48), in
welches von der Verwaltung der Pariser Spitäler schon bisher
mehrere Millionen Franken investiert wurden, und an der Stelle,
wo Ende der 50er Jahre an der Meeresküste kaum einige wenige

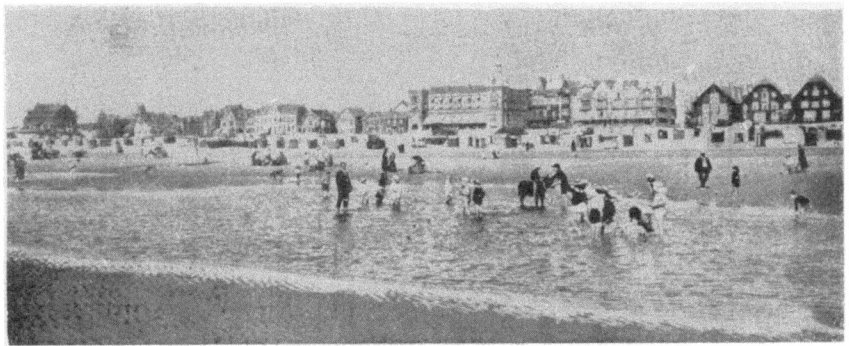

Abb. 49. Berck sur Mer in der Gegenwart.

kleine Hütten standen, dort stehen heute infolge des Eifers von
H. CAZIN[1]), MENARD, CALOT[2]), ROTHSCHILD u. a. außer dem
Hôpital national eine ganze Reihe von Hospizen (Abb. 49),
und es entstand ein ganzes Städtchen mit Villen, eine schöner
als die andere, und zur Aufnahme von kranken Kindern trefflich
eingerichtet. Ein ganzer Schwarm der kleinen, schlanken, von
Maultieren gezogenen karrenförmigen Kutschen befördert die
kranken Kinder zum herrlichen sandigen Meeresstrand, damit sie
dort die unendlich reine salzige Luft und die kräftigen Strahlen
der Sonne genießen können.

In Italien entstanden die Seehospize auf die begeisternde Auf-
forderung und den unermüdlichen apostolischen Eifer des Florenzer

---

[1]) H. CAZIN, De l'influence des bains de mer sur la scrofule des enfants. Paris 1885.
[2]) CALOT, Les maladies qu'on soigne à Berck. Paris 1885.

Arztes Dr. GIUSEPPE BARELLAI. Die erste Anstalt entstand 1862
in Viareggio, und nun wirken bereits mehr als 40 Anstalten mit
über 7000 Krankenbetten. Die größten Dimensionen unter diesen
weist das Hospicio marino provinciale Bolognese in
Rimini auf.

All diesen Anstalten reihen sich würdig an: das deutsche
Kaiserin-Friedrich-Seehospitz in Norderney und das österreichische Marie-Theresia-Seespital an der Küste von Istrien
in San Pelagio. Die Errichtung der erstgenannten Anstalt ging
von der pädiatrischen Sektion der Gesellschaft für Heilkunde
in Berlin aus — BENEKE (Marburg) stellte am 16. April 1880 seinen
hierauf bezüglichen Antrag. Das Zustandekommen des österreichischen Institutes in San Pelagio bildet das unvergängliche
Verdienst MONTIS.

Bis zu den 60er Jahren dominierte in der Kinderheilkunde,
ebenso wie im allgemeinen in den praktischen medizinischen
Fächern, die anatomische Richtung; ESCHERICH bemerkte hierüber
treffend: „es galt zunächst die Semiotik und Klinik der
Erkrankungen des Kindesalters durchzuarbeiten und
die charakteristischen Krankheitsbilder abzustecken[1]“.
Von den 70er Jahren angefangen bereicherten jedoch die mächtige
Entwicklung der Physiologie, Pathologie und experimentellen
Pathologie sowie die Ausgestaltung der physikalischen Unter-
suchungsmethoden stufenweise unsere klinischen Kenntnisse, und
auch die Pädiatrie entfaltete sich in immer größeren Dimensionen
aus ihrem verhältnismäßig bescheidenen Rahmen, sie wird sogar
selbständig und hört auf, das Stiefkind der inneren Medizin zu sein.

Ende der 60er Jahre nimmt die Kinderheilkunde in Deutschland
einen starken Aufschwung. Das Jahrbuch f. Kinderheilkunde,
das, wie erwähnt, von dem Wiener MAYR gegründet wurde, erhielt
in der Person des energischen Direktors des kleinen Kinderspitals
in Stettin, A. STEFFEN (Abb. 50), einen neuen Leiter, der die Fachkollegen aus Deutschland, Österreich und der Schweiz um sich
sammelte (aus Ungarn lud er auch BÓKAI sen. in den Redaktions-
ausschuß ein), das Jahrbuch in eine Monatsschrift und in eine
Fundgrube der inhaltsreichen und wertvollen Publikationen

---

[1]) Wien. med. Wochenschr. Nr. 7, S. 316. 1904.

umwandelte[1]). Im I. Band dieser sog. „Neuen Folge" (1868) teilte STEFFEN in seiner einleitenden Publikation „Über Studium der Kinderkrankheiten und über Kinderspitäler" sein ganzes Programm mit, er bezeichnet die Richtung, in welcher unser Fachwissen entwickelt werden muß, und stellt als Vorbedingung der exakten wissenschaftlichen Entwicklung der Pädiatrie die Forderung auf, daß Professuren und Kliniken errichtet werden, damit dieses Fach seinen gebühren-den Platz in dem Hochschulunterricht einnehme: „daß man denselben nicht mehr als nebensächlich und ich möchte beinahe sagen, nur als geduldetes ansieht, sondern daß man das Studium der Physiologie und Pathologie des kindlichen Alters zu einem obligatorischen machte."

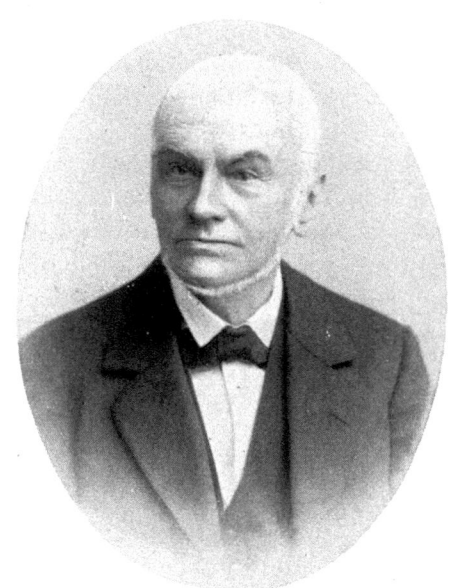

Abb. 50. A. STEFFEN.

Die Bewegung, die von STEFFEN mit seinem hohen Ansehen und großen Einfluß und mit kräftiger Hand eingeleitet wurde, fand ziemlich rasch ihren Weg nach Ungarn. Am 23. Januar 1872 spricht nämlich der ständige Finanzausschuß des ungarischen Reichstages unter dem Vorsitz ANTON v. CSENGERYS aus, daß die Systemisierung des Lehrstuhles für Kinderheilkunde an der Budapester Universität unbedingt notwendig ist und der Minister anzuweisen sei, diesen zu errichten. Bemerkenswert ist die Feststellung, daß der Referent des Finanzausschusses der am Beginn seiner Laufbahn stehende KOLOMAN v. SZÉLL war, der dreißig Jahre später, im Zenit seiner

---

[1]) Das engere Redaktionskollegium bildeten an der Seite von STEFFEN: WIDER-HOFER, POLITZER und SCHULLER, die eigentlichen Agenden des Redakteurs aber erledigte B. WAGNER (Leipzig).

politischen Karriere, die mit Recht berühmten Gesetzartikel VIII. und XXI.: 1901 schuf, mit welchen, allen Kulturstaaten vorauseilend, in unserem Vaterland die verlassenen Kinder vollen Schutz erhielten.

Das Professorenkollegium der Budapester medizinischen Fakultät schloß sich jedoch der Auffassung des Finanzausschusses des Reichstages nicht an und als sie trotzdem JOHANN BÓKAI, der damals bereits a. o. Titularprofessor war, zur Ernennung zum ordentlichen Professor vorschlug, knüpfte sie den Vorschlag an die Person BÓKAIS, so daß dieser „ad personam" erfolgte, was dann zur Folge hatte, daß nach dem 1884 erfolgten Ableben Prof. BÓKAIS der pädiatrische Unterricht an der Budapester Universität gleichfalls aus dem Leben geschaffen wurde, um aber unter dem Zwang der kommenden Zeiten von neuem aufzuerstehen, um nie wieder aus dem Rahmen des Universitätsunterrichts zu verschwinden.

Prüfen wir nun, welche Stellung das Fach in der Zeit zwischen den 60er und 80er Jahren in Österreich innenahm. Der Nachfolger MAYRS in der Professur wurde 1863 H. WIDERHOFER, das Findelhaus in Prag leitete RITTER V. RITTERSHAIN, das Franz-Josef Kinderspital in Prag aber LÖSCHNER, dann sein Nachfolger JOH. STEINER. Direktor des Kinderspitals in Graz war ZINI, Direktor des Kinderspitals in Krakau aber JACUBOWSKY, sie alle trugen ihr Fach als außerordentliche Universitätsprofessoren vor. Ihnen schlossen sich zwei hervorragende ungarische Kompatrioten, die Wiener J. POLITZER und M. KASSOWITZ an, ferner A. EPSTEIN, als Nachfolger RITTERS im Prager Findelhaus, GANGHOFNER, der Nachfolger STEINERS an der Universität in Prag, und L. FLEISCHER, der an der Wiener Poliklinik wirkte und schließlich A. HÜTTENBRENNER, der das Wiener Karolinen-Kinderspital leitete.

WIDERHOFER (Abb. 51) lenkte als hervorragender Didakt alsbald die Aufmerksamkeit des Auslandes auf sich. Obwohl seine literarische Tätigkeit infolge äußerer Umstände während der ganzen Dauer seiner Tätigkeit keinen bedeutenden Umfang erreichen konnte, stehen dennoch seine Publikationen, für welche das reiche Material des Wiener St. Annenspitals Stoff lieferte, auf einem hohen literarischen Niveau. So bleibt seine umfangreiche Monographie über die Magen- und Darmkrankheiten, in dem GERHARDTSchen Handbuch für alle Zeiten ein Meisterstück unserer Fachliteratur. Das Ansehen WIDERHOFERS bei seinen Fachkollegen nahm immermehr zu und er erreichte alles, was ein Arzt überhaupt erreichen kann. Leider konnte er den Tag nicht erleben, an welchem die Fachkollegen mit der größten Verehrung seinen siebzigsten Geburtstag feiern wollten. Diese — man könnte sagen familiäre Feier der österreichischen und ungarischen Pädiater war für März 1902 geplant, doch der Tod entriß ihn unseren Reihen, bevor wir ihm den Zoll unserer Anerkennung abtragen konnten. Er ruht in Hietzing, in seiner Familiengruft, neben seinem gewesenen Meister MAYR, und das Epitaph, das das Grab seines Meisters ziert, paßt auch für seinen Grabstein:

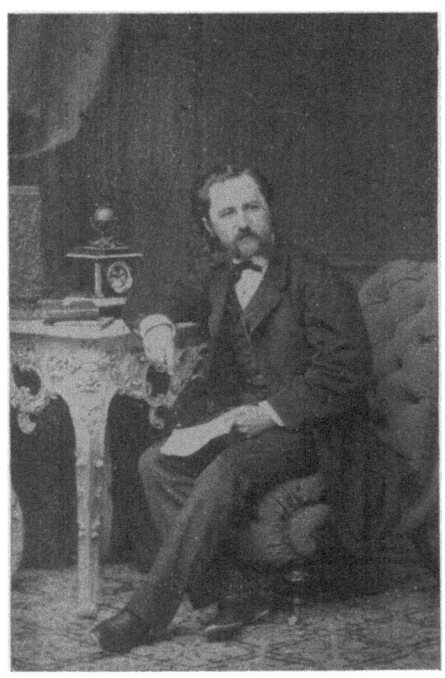

Abb. 51.
Jugendbildnis von H. v. WIDERHOFER.

So reich der Geist!
So treu das Herz!
So schlicht der Mann!

RITTER V. RITTERSHAIN war in Prag ein grundlegender, kraftvoller Vorkämpfer der bis dahin ziemlich stiefmütterlich behandelten Säuglingskrankheiten, und er gründete 1888 für die einschlägigen Facharbeiten auch eine besondere Zeitschrift, das vorzüglich redigierte „Jahrbuch f. Physiologie und Pathologie des ersten Kindesalters", das aber leider nur einige wenige Jahrgänge erreichte. Seine Arbeiten, sowie die seiner Schüler sind zum größten Teil in diesem veröffentlicht worden. Seinen Namen verewigt die Dermatitis exfoliativa neonatorum Ritter und an seiner Seite entwickelte sich A. EPSTEIN (Abb. 52), der sein Nachfolger als Direktor des Findelhauses wurde. EPSTEIN hat durch seine

nahezu vier Jahrzehnte umfassende Tätigkeit den Ruf der Anstalt
nur gehoben, so, daß das Prager Findelhaus den Fachkollegen der
ganzen zivilisierten Welt bekannt wurde und EPSTEIN allgemein
als erstklassiger Fachmann anerkannt war.

Seine zahlreichen Arbeiten umfassen jedes Kapitel des von ihm
vertretenen Faches und es bildet sein hervorragendes Verdienst,
die Aufmerksamkeit der wissenschaftlichen Kreise für die Be-

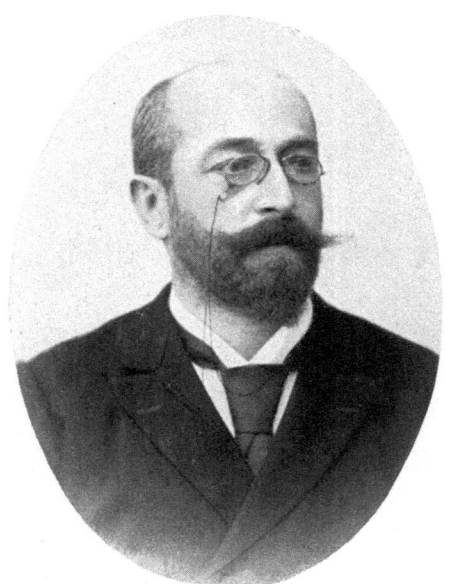

handlung des Säuglings-
alters erregt zu haben,
u. zw. mit dem Resultat,
daß das Prager Findelhaus
geraume Zeit hindurch
das Mekka jener Fach-
kollegen blieb, die ihre
Kenntnisse über die Säug-
lingskrankheiten intensiver
gestalten wollten. EP-
STEIN führte die Magen-
spülung in die Praxis der
Säuglingsbehandlung ein
und es bildet sein Verdienst,
daß die Mundreinigung bei
der Säuglingspflege end-
gültig beseitigt wurde. Die
septische Erkrankung der
Mundschleimhaut von Neu-
geborenen wurde durch seine
Publikationen bekannt und

Abb. 52. A. EPSTEIN.

die Benennung des Leidens knüpft sich an seinen Namen
(EPSTEINsche Pseudodiphtheria oris). Hervorragendes wissenschaftliches Verdienst erwarb er sich durch die Ausbildung einer
ganzen Reihe von Fachmännern (RAUDNITZ, FISCHL usw.), und er
konnte sich stolz darauf berufen, daß ADALBERT CZERNY seine an
Erfolgen reiche Laufbahn an seiner Seite begann.

RITTERS Zeitgenosse an der Prager Universität war LÖSCHNER,
später J. STEINER, diesen folgte später GANGHOFNER. Die von
LÖSCHNER im Verein mit LAMBL publizierten Arbeiten: „Beobachtungen und Erfahrungen aus dem Franz-Josef-

Kinderspital in Prag" werden von HENNIG mit Recht als
klassisch bezeichnet, das Lehrbuch STEINERS aber war damals
neben HENOCHS „Vorlesungen" und VOGELS „Lehrbuch"
nicht nur an den österreichischen Universitäten, sondern auch in
Deutschland am meisten beliebt, es bildete lange Zeit hindurch
das einzige Lehrbuch in Österreich, indem das Lehrbuch von
L. UNGER (Wien) viel später erschien. GANGHOFNER, der erst vor
kurzem starb, erwarb sich hervorragende Verdienste um die Auf-
klärung der Pathogenese der Tetanie; sein Hauptverdienst aber
dürfte sein, daß er mit v. RANKE (München) der erste war, der in die
Praxis der Krupp das O'DWYER-Verfahren einführte und dasselbe
gegenüber dem Chirurgieprofessor THIERSCH (Leipzig) in Schutz
nahm. Seine einschlägigen Arbeiten sind durchwegs grundlegend.
Von den Arbeiten POLITZERS war seine umfangreiche Publikation,
die die Zahndurchbruchskrankheiten kritisch behandelte, von
größter Wirkung auf die Praxis, denn ihr war es zumeist zu verdanken, daß endlich die „dentitio difficilis" und die „Zahnungskrankheiten" als Krankheitsbilder endgültig beseitigt wurden.
KASSOWITZ erwarb sich hervorragende Verdienste durch das
Studium der Pathologie der Rhachitis und die Inaugurierung
der Phosphortherapie derselben und seine Kinderheilkunde, die
er an seinem Lebensabend erscheinen ließ, wurde durch die viel-
seitige Offenbarung der Subjektivität dieses anerkannten Fach-
mannes für die Fachkollegen besonders wertvoll. Es bildet sein
besonderes Verdienst, daß sich an seiner Seite als Schüler C. HOCH-
SINGER entwickelte, dessen Arbeiten über die Syphilis congenita
und die angeborenen Herzleiden zu den hervorragendsten Produkten
der Literatur zählen. Schließlich sicherte sich L. FLEISCHMANN,
der früh verstorbene hervorragende junge österreichische Fachkollege mit seinen gründlich verfaßten beiden Monographien über
die Säuglingsernährung und über die Zahnung einen vornehmen
Platz in der Geschichte unseres Faches; die erste dieser Arbeiten
bildet eines der gründlichsten Produkte der älteren Literatur über
die Säuglingsdiätetik.

Die Entwicklung der Pädiatrie in Deutschland erhielt einen
mächtigen Ansporn durch jene Jahresversammlungen, die anläßlich der Wanderversammlungen der deutschen Ärzte und
Naturforscher in der pädiatrischen Abteilung stattfanden.

Besonders wichtig für unser Fach war die Wanderversammlung in Graz, denn hier tauchte die Idee auf, daß nach dem Muster des ZIEMSSENschen großen „Handbuches" ein pädiatrisches Sammel-werk verfaßt werden soll. Die Idee wurde von dem namhaften Berliner Internisten C. GERHARDT aufgeworfen (Abb. 53), der zu Beginn seiner Professorenlaufbahn in Würzburg der Kinderheil-kunde intensive Pflege angedeihen ließ und der auf Grund dessen auch später mit seinen pädi-atrischen Kollegen eine enge und innige Verbindung auf-rechthielt. Die Idee reifte beim weißen Tisch und an die Spitze dieses schwierigen Unternehmens stellte sich neben GERHARDT A. STEF-FEN, und die Frucht der uner-müdlichen Arbeit der beiden bildet das 1877 begonnene mächtige „Handbuch der Kinderkrankheiten", das für alle Zeiten das wert-vollste Quellenwerk für die Pädiatrie und einen wür-digen Genossen des unge-fähr aus der gleichen Zeit stammenden ZIEMSSENschen großen Werkes bildet. An der Vollendung des Werkes

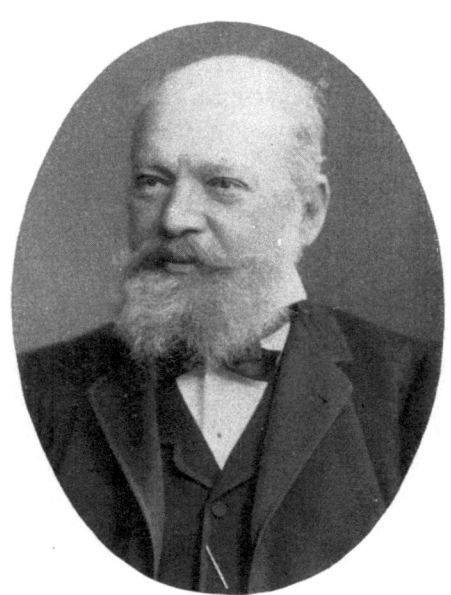

Abb. 53. C. GERHARDT.

nahmen teil: von den deutschen Pädiatern VIERORDT, BAGINSKY, BOHN, DUSCH, FÖRSTER, KOHTS, SOLTMANN, HEUBNER und STEFFEN, aus den Vereinigten Staaten ABR. JACOBI, aus Österreich: WIDER-HOFER, MONTI, aus der Schweiz WYSS, HAGENBACH und DEMME, ferner BÓKAI sen., der dem intimen Kreis der deutschen, österreichischen und Schweizer Kinderärzte angehörte, und der die Lithiasis des Kindesalters, die Krankheiten der Sexualorgane der Knaben und des Mastdarmes auf breiter Grundlage beschrieb. Ungefähr zur selben Zeit (1881) erschien das berühmte Werk des wahren Alt-meisters unseres Faches E. HENOCH: „Vorlesungen über

Kinderkrankheiten", welchem schon 1860 die Kinderheilkunde
A. VOGELS (Dorpat) vorausgegangen war. Beide Werke erzielten
eine ganze Reihe von Auflagen, die 12. Auflage des VOGELschen
Werkes erschien 1902 in der wohlgelungenen Umarbeitung von
PH. BIEDERT und FISCHL (Prag). Das „Lehrbuch" von BAGINSKY
folgte dem Werke HENOCHS nach einem Jahr; die Trefflichkeit des
Werkes beweist, daß es zehn Auflagen erzielte und in fremde
Sprachen übersetzt wurde[1]).

Das Werk HENOCHS bildet
eine reiche Fundgrube der
immensen Erfahrungen des
Klinikers. Wie sehr HENOCH
nicht nur von seinem eigenen
Vaterland, sondern auch
vom Ausland hochgeschätzt
wurde, beweist der Umstand,
daß, als er seinen 70. Geburtstag beging (Abb. 54),
sich von seiner Professur
zurückzog und HEUBNER an
seine Stelle trat, die eifrige
Begeisterung BAGINSKYS die
umfangreiche HENOCHsche
Festschrift zustande-
brachte, welches Werk die
Publikationen einer langen
Reihe von deutschen und
ausländischen Pädiatern ent-

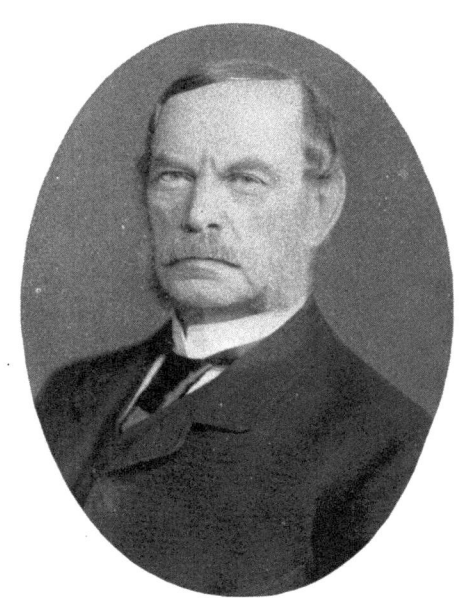

Abb. 54. E. HENOCH.

hält und eine wahre Huldigung der Fachkollegen der zivilisierten
Welt bildete.

Weitgehenden Einfluß auf die Fortentwicklung unseres Faches
übte die Schaffung der „Gesellschaft für Kinderheilkunde"
aus, die 1883 in Freiburg i. B. inauguriert wurde und deren Präsi-

---

[1]) In Ergänzung der Reihe der erwähnten Lehrbücher sind anzuführen die
Kinderheilkunde von UFFELMANN, deren spätere Auflagen bereits in der sorg-
fältigen Umarbeitung und unter dem Namen von BENDIX erschienen sind, ferner
das in der Form von Briefen geschriebene Lehrbuch von H. NEUMANN (Berlin),
das besonders durch seine diätetischen und therapeutischen Anmerkungen für uns
alle wertvoll wurde.

dent lange Jahre hindurch, bis 1909, ebenfalls STEFFEN war. Das
Ansehen, dessen sich dieser überaus agile Gelehrte allgemein er-
freute, sicherte im vorhinein das erfolgreiche Wirken dieser wissenschaftlichen Gesellschaft. Die alljährlichen Zusammenkünfte der „Gesellschaft" bildeten die beliebten Rendezvousorte der Fachkollegen
des Kontinents. Zu den fleißigen Besuchern dieser Sitzungen
gehörten aus dem Auslande: HAROLD HIRSCHSPRUNG, der nam-
hafte dänische Kollege, der
angesehene und kenntnis-
reiche russische Kinderarzt
C. RAUCHFUSS, der hervor-
ragende Vertreter der norwegischen Pädiater AXEL
JOHANNESSEN, sowie Fach-
kollegen aus der Schweiz; bei
diesen Sitzungen wurde die
wissenschaftliche Diskussion
nicht nur beim grünen Tisch
gepflogen, sondern auch bei
den Bierhumpen des „Früh-
schoppen" und am weißen
Tisch fortgesetzt, und es
reifte bei solchen Gelegenheiten gar manche gesunde
wissenschaftliche Idee.

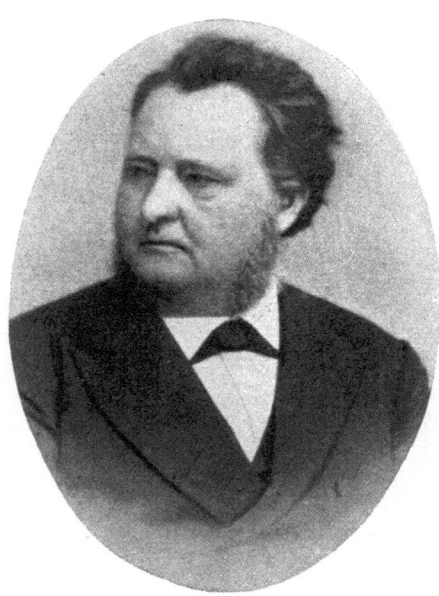

Abb. 55. H. v. RANKE.

Ich erinnere mich recht
wohl an die Zusammenkunft
der „Gesellschaft" in
Straßburg, Mitte der 80er Jahre, wo nach Schluß der bis spät
Mittag sich hinziehenden Sitzungen im Separé des altertümlichen
Hôtels Maison rouge die zwanglose, geistvolle und inhalts-
reiche Debatte am weißen Tisch, im Rauch der trefflichen dänischen
Zigarren HIRSCHSPRUNGS über einzelne Fachfragen fortgesetzt
wurde. In dieser Gesellschaft konnte ich außer HIRSCHSPRUNG,
STEFFEN, RAUCHFUSS, — DEMME, BIEDERT, SOLTMANN, KASSO-
WITZ und UNRUH, ferner v. RANKE (Abb. 55) und die interessante
Gestalt von KOHTS, diese leider alle bereits dahingegangenen
Leuchten unseres Faches beisammen sehen.

Die „Gesellschaft" hat während ihres mehr als viertelhundert-
jährigen Bestehens nach dem plastischen Beweis einer Festrede des
Prof. SOLTMANN[1]) sozusagen sämtliche schwebende Fragen der
Kinderheilkunde in Beratung gezogen und jene umfangreichen
Bände, die in der Ausgbbe von BERGMANN das Material der
Jahresversammlungen und die Diskussionen veröffentlichten,
enthielten die wertvollsten Arbeiten der Pädiatrie. Ich registriere

nur ganz kurz, daß PH.
BIEDERT (Hagenau im
Elsaß) 1887 hier seine
Untersuchungen über den
Unterschied zwischen Kuh-
milch und Frauenmilch
und über den sog. „schäd-
lichen Nahrungsrest"
vorlegte und obwohl die
Hypothese BIEDERTS fal-
len gelassen wurde und
die moderne deutsche
Schule den Kaseinschaden
als Ursache der Verdau-
ungsstörungen der Säug-
linge mit Recht beseitigte,
müssen wir dennoch an-
erkennen, daß BIEDERT es
war, der mit seinen Ar-
beiten den Boden zur
Feststellung der richtigen

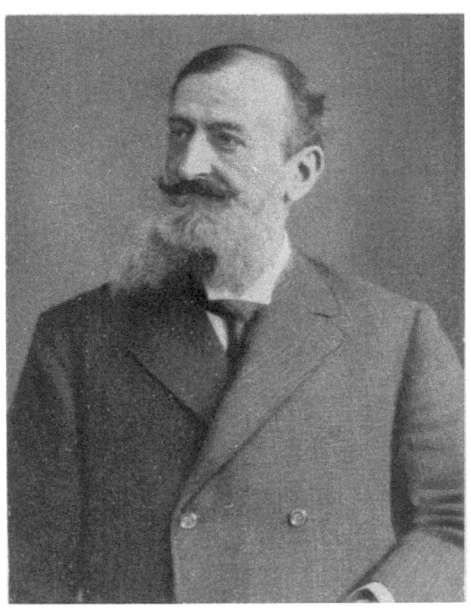

Abb. 56. O. SOLTMANN.

Prinzipien der modernen Säuglingsernährung für die heutige
geniale deutsche pädiatrische Schule vorbereitete.

BAGINSKY (Abb. 57) begründete 1877 mit dem Wiener MONTI
die „Centralzeitung für Kinderheilkunde", die zwei Jahrgänge erlebte und 1879 in das auch heute noch bestehende
Archiv für Kinderheilkunde überging, das bisher 80 Bände
zählt und nach dem Jahrbuch für Kinderheilkunde eine der

---

[1]) SOLTMANN, Die Geschichte d. Gesellschaft f. Kinderheilkunde in Beziehung
zur Entwicklung der Kinderheilkunde in den letzten 25 Jahren. Verhandl. d.
Gesellsch. f. Kinderheilk. in Cöln 1908.

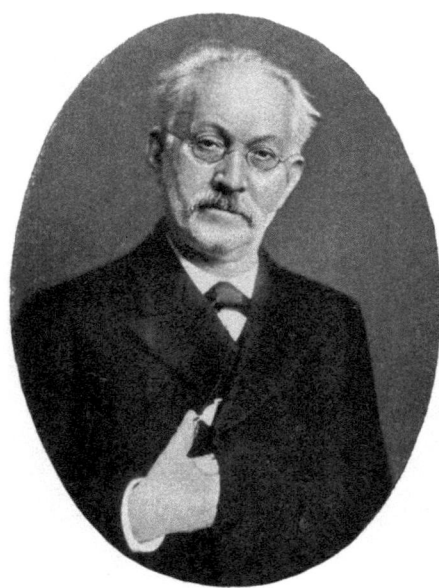

Abb. 57. A. BAGINSKY.

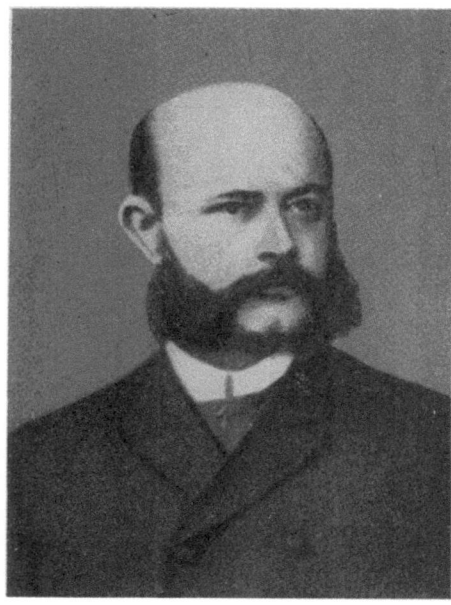

Abb. 58. SOXHLET.

angesehensten Zeitschriften der Kinderheilkunde und eine reiche Fundgrube der wissenschaftlichen Arbeiten bleibt. Es bildet ferner ein unvergängliches Verdienst BAGINSKYS, daß er mit Unterstützung VIRCHOWS eine erfolgreiche Aktion zur Schaffung eines großzügig angelegten Kinderspitals in der preußischen Kapitale eingeleitet hat. Das Spital, damals das schönste Kinderspital des Kontinents und auch in seiner heutigen Anlage eine der größten und schönsten derartigen Anstalten Deutschlands, wurde am 5. Juli 1890 unter dem Protektorat der Kaiserin FRIEDRICH mit der Festrede VIRCHOWS eröffnet.

Es erscheint ferner wichtig, zu registrieren, daß die Grundlagen der Schulhygiene in Deutschland von BAGINSKY, der Sozialhygiene des Kindesalters aber von H. NEUMANN (Berlin) zuerst niedergelegt wurden.

Zu dieser Zeit (1886) geht von Deutschland das vom Professor der Technik in München SOXHLET mit glücklicher Hand inaugurierte Milchsterilisierungsverfahren aus, womit wir für die künstliche Ernährung ein solches Verfahren gewannen, das uns gestattete, deren Chancen erheblich günstiger zu gestalten (Abb. 58). Und wenn BIEDERT in einem seiner Artikel schreibt: „das Soxhlet-Verfahren ist an der Säuglingssterblichkeit eindruckslos vorübergegangen", so müssen wir diese Erklärung des verdienstvollen Kollegen als übertrieben bezeichnen, denn wenn das Verfahren auch kein „Ar-

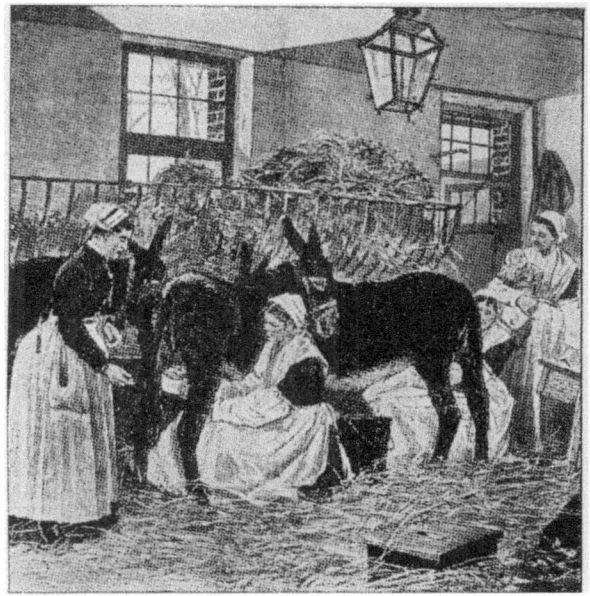

Abb. 59. Eselinnenstall d. Hospice des enfants assistés in Paris.

kanum" ist, so bildete es dennoch einen riesigen Fortschritt auf dem Gebiet der künstlichen Ernährung. Die Übertreibungen der Milchsterilisierung haben wohl unleugbar dazu beigetragen, daß in einzelnen Orten Fälle von infantilem Skorbut in auffälligeren Zahlen auftraten. Mit dem Soxhletverfahren wurde aber die Aufmerksamkeit der Fachkreise in erhöhtem Maße auf die Hygiene der Stallung, der Melkung der Kühe und der Milchbehandlung gelenkt, damit durch eine möglichst intensive Applikation derselben eine womöglichst „sterile" Milchnahrung in den Verkehr gelange. Wir wissen, daß PARROT in Paris vom nämlichen Bestreben geleitet

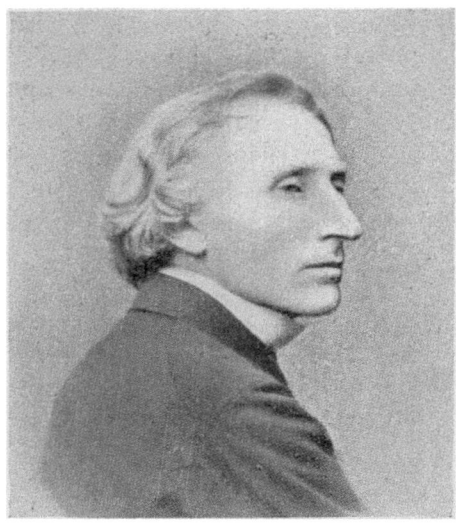

Abb. 60. PARROT.

wurde, als er zu Beginn der
80er Jahre in dem Hospice
des enfants assistés in
Verbindung mit der lueti-
schen Abteilung einen
Eselinnenstall schuf und
die künstlich ernährten luetischen Säuglinge direkt an
den Euter der Eselinnen anlegen ließ, und mit dieser Ernährungsmethode die Mor-
talität erheblich herabsetzte
(Abb. 59). PARROT prakti-
zierte dort diese Ernährungsmethode jahrelang und
stellte sie erst nach dem Auftauchen des Soxhletver-
fahrens ein, weil die Ernäh-
rung der Säuglinge im Hospice der Leitung der Pariser Spitäler infolge
der hohen Kosten des Betriebes beträchtliche Lasten aufbürdete.

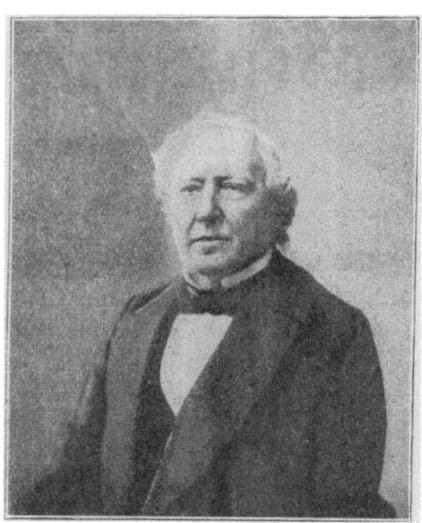

Abb. 61. H. ROGER.

Nicht nur in Österreich und
in Deutschland, sondern auch
in allen übrigen Kulturstaaten
konnte die Pädiatrie in dieser
Epoche auf eine reiche Ernte
blicken, überall erschienen, wie
aus einem Füllhorn die wertvollsten wissenschaftlichen Beiträge.

In Frankreich erschien damals das große Werk von
PARROT (Abb. 60) über die
Athrepsie und über die Syphilis
congenita, ferner der berühmte
Vortragszyklus von H. ROGER
(Abb. 61) und das Handbuch
von BOUCHUT (Abb. 62), ein
umfangreicher Band. Diesem

folgte die mit dem Mon-
thion-Preis ausgezeich-
nete dreibändige klinische
Vortragsserie von CADET DE
GASSICOURT (Abb.63). Diese
kann mit Recht den ge-
nußreichen Vorträgen von
TROUSSEAU an die Seite gestellt werden und als Gipfel-
punkt all dessen erscheint
1897 unter der Redaktion
von GRANCHER - COMBY -
SÉVESTRE das fünf Bände
und mehr als 5000 Druck-
seiten umfassende mächtige
Werk: „Traité des ma-
ladies de l'enfance", das
besonders die französische
Literatur in ihrer Totalität
umfaßt. Unter den Mit-
arbeitern finden wir die
Pädiater sozusagen sämt-
licher französischen Uni-
versitäten (Paris, Marseille,
Lille, Montpellier, Tou-
louse, Nancy, Bordeaux,
Lyon)[1]), ferner auch die
Vertreter der Pädiatrie von
Europa, der Vereinigten
Staaten und Südamerika.
Ich möchte nur nebenbei bemerken, daß zur Abfassung
der Kapitel über die Lithiasis

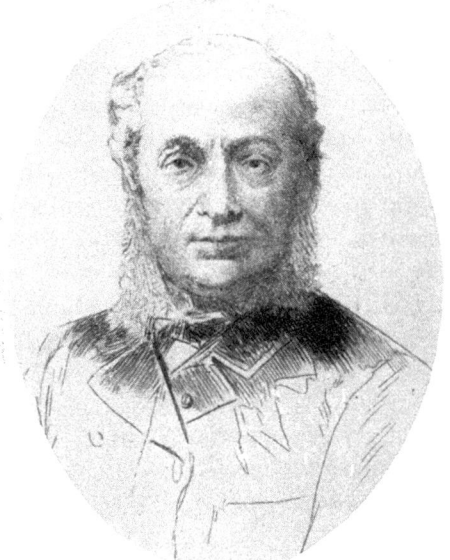

Abb. 62. BOUCHUT.

---

[1]) Außer GRANCHER, COMBY
und SÉVESTRE: D'ASTROS, AUSSET,
BAUMEL, BÉZY, BRUN, HAUS-
HALTER, HUTINEL, MÉRY, MOUS-
SOUS, NETTER, SAINT-PHILIPPE,
WEILL u. a.

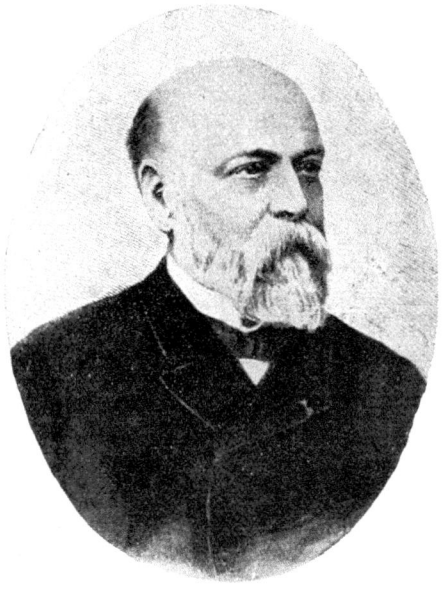

Abb. 63. CADET DE GASSICOURT.

und der retropharyngealen Abszesse im Kindesalter im Rahmen dieses Werkes GRANCHER seinerzeit meine Wenigkeit aufforderte.

In Frankreich nimmt zu jener Zeit auch die soziale Hygiene für das Säuglingsalter einen kräftigen Aufschwung und ich gehe wohl nicht irre, wenn ich annehme, daß als Triebfeder dieses mächtigen Aufschwunges jene schweren Blutopfer figurierten, die von der französischen Nation im preußisch-französischen Krieg gebracht werden mußten. Der Deputierte, Arzt TH. ROUSSEL, legt am 15. April 1873 der Pariser medizinischen Akademie einen Gesetzentwurf vor, dessen Gegenstand der Säuglingsschutz bildet und am 23. Dezember 1874 wurde der Gesetzentwurf im Parlament bereits votiert und das Gesetz schon am 8. Januar 1875 promulgiert.

Diese sozial hochbedeutsame, fundamentale Schöpfung, die unter dem Namen „loi ROUSSEL" in der ganzen zivilisierten Welt bekannt ist, bestimmte die Bedingungen, unter welchen Säuglinge in Ammenpflege gegeben werden dürfen, die Pflichten der Ammen, die gegen Bezahlung Säuglinge in Pflege übernehmen, regelte die Ammenvermittlung und organisierte den Kontakt zwischen Amme und behördlichen Arzt, wodurch für die Gesundheit von in Pflege gegebenen Säuglingen eine Aufsicht systemisiert wurde. Besonders wichtig war § 8 des Gesetzes, der imperativ bestimmte, daß jede Mutter, die als stillende Amme dienen will, verpflichtet ist, ein behördliches Zeugnis aus ihrem Zuständigkeitsort vorzuweisen, in welchem bestätigt wird, daß ihr an der Brust genährtes Kind den siebenten Lebensmonat bereits erreicht hat, oder, wenn es diese Altersgrenze noch nicht erreichte, ihr Kind von einer solchen fremden Frau gestillt wird, deren Säugling gestorben ist.

Dieses Gesetz leistete wohl Frankreich einen immensen Dienst, doch klagten die Franzosen selbst, daß es niemals streng durchgeführt wurde. Zu Beginn der 90er Jahre besuchten HENRY MONOD und Prof. PINARD, der hervorragende Professor der Geburtshilfe an der Pariser Fakultät, in Begleitung eines behördlichen Organs der Reihe nach die Ammenvermittlungsinstitute der großen Weltstadt und konstatierten betrübt, daß das älteste Kind einer Amme, das sie zu sehen bekamen, drei Monate alt war, es gab unter diesen aber auch wenige Wochen alte Säuglinge. Diese Erfahrungen bewogen MONOD, 1894 eine Unterbreitung an die Regierung zu richten, in welcher die strenge Durchführung des § 8 gefordert wird.

Wie hoch zu dieser Zeit das Menschenleben in Frankreich geschätzt wurde, beweist, daß in den 80er Jahren von hier das sehr
energische Bestreben ausging, die Mortalität der Frühgeborenen
nach Möglichkeit herabzusetzen. Es bildet das Verdienst des
berühmten Professors der Geburtshilfe, Tarnier, und seines Mit-
arbeiters Auvard (Abb. 64), daß dieses Streben vollen Erfolg
erzielte, und es gelang der
Pariser „Maternité" mit
Hilfe der Couveusen von
Tarnier-Auvard die ur-
sprünglich in ihrer primitiven Form von der Pariser
Firma Galanthe herge-
stellt wurden, die Sterb-
lichkeitsziffer der Früh-
geborenen mit weniger als
2 Kilogramm Gewicht auf
die Hälfte (von 66% auf
38%) herabzusetzen (Abb.
65), und es bildet einen
Sieg unserer Wissenschaft,
daß wir mit Hilfe der heutigen modernen Wärme-
kisten oft auch den kaum
1 Kilogramm schweren un-
reifen Neugeborenen am
Leben zu erhalten und
aufzuziehen imstande sind.

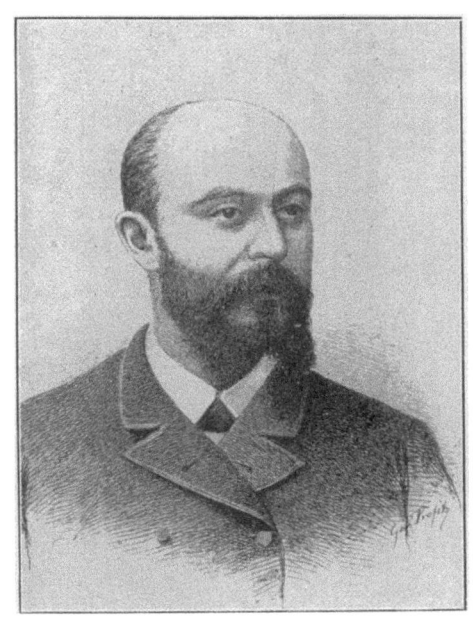

Abb. 64. Auvard.

Die Vorläufer der Couveuse sind bekanntlich die Wanne mit Doppel-
wand nach Crédé und das Permanenzbad nach Winckel, die in
den 70er Jahren in Deutschland in Gebrauch kamen. Die sog.
„Chambre couveuse" die gleichzeitig mehrere Frühgeborene
mit niedrigem Gewicht aufzunehmen vermag, wurde meines Wissens
zuerst in Lyon in der Abteilung von Calvat konstruiert[1]), sie
wurde sodann auch an anderen Orten, so in München, ja auch
bei uns im Budapester staatlichen Kinderasyl und im Weißen-

---

[1]) J. Gignoux, La chambre couveuse installée à la Charité de Lyon. Thèse.
1898.

Kreuz-Kinderspital installiert, erwies sich jedoch nirgends zweckentsprechend und fand auch keine weiteren Nachfolger.

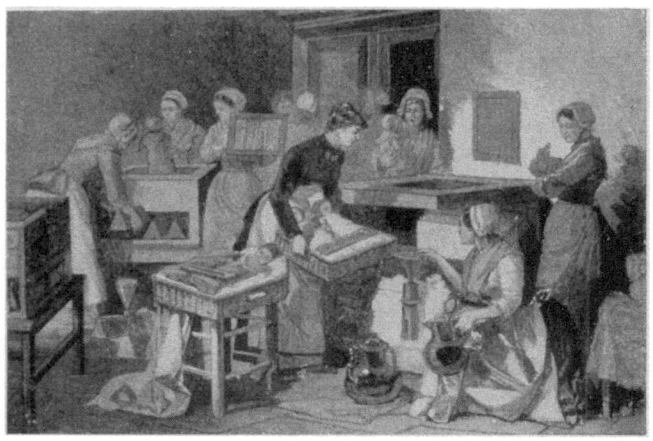

Abb. 65. Die ersten Couveusen in der Pariser Maternité.

In den 90er Jahren konstituiert sich in Paris die Société de Pediatrie, die regelmäßige Bulletins ausgab und in 1897 erscheinen, unter der gemeinsamen Redaktion von BRUN, COMBY,

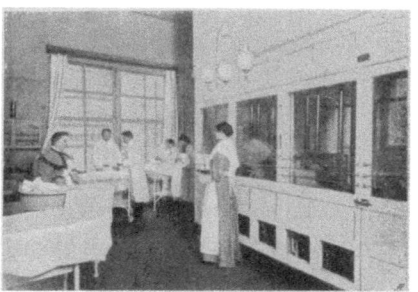

Abb. 66. Chambre couveuse.

GRANCHER, HUTINEL, LANNELONGUE, MARFAN, MOIZARD und SÉVESTRE die auf hohem Niveau stehenden „Archives de Médicine des Enfants". Nebstbei verfügen die Franzosen Ende des 19. Jahrhunderts über weitere vier Fachzeitschriften: die von

AUSSET (Lille) ins Leben gerufene La pédiatrie pratique, VARIOTS La clinique infantile und die La médecine infantile; all diesen ging voran die von CADET DE GASSICOURT und DE SAINT GERMAIN 1881 gegründete und von A. BROCA und L. GUINON redigierte Revue mensuelle des maladies de l'enfance. Ein hervorragendes Erzeugnis der französischen pädiatrischen Literatur Ende des 19. Jahrhunderts (1898) ist schließlich das gründliche und schöne Werk von MARFAN über die Säuglingsernährung, das den Preis der französischen Akademie der Wissenschaften errang und das von FISCHL (Prag) 1902 in die deutsche Sprache übersetzt wurde.

Die Engländer hatten Anspruch auf den Ruhm, zu den ersten Arbeitern unseres Faches zu gehören, wir haben ja erwähnt, daß in Großbritannien schon 1769 das erste Dispensary errichtet wurde. Die Kinderheilkunde von UNDERWOOD erschien gleich zu Beginn des 19. Jahrhunderts und die berühmten Vorträge von CH. WEST, die kein Geringerer als HENOCH in die deutsche Literatur eingeführt hat, gelangten bereits anfangs der 50er Jahre auf den Büchermarkt. Das erste Kinderspital in England, das Great Ormond-street hospital for sick children wurde 1852 gegründet, verfügte jedoch damals nur über 10 und 14 Jahre später über 75 Betten (Abb. 67). Diesem heute bereits große Dimensionen aufweisenden und eine vornehme Position behauptenden Institut (Abb. 68) folgte das zweite berühmte Kinderspital der englischen Kapitale, das Evelina-hospital. Hier sei die interessante Tatsache vermerkt, daß die Anstalt in Manchester: Clinical hospital and dispensary for children im Jahre 1854 von dem Geburtshelfer WHITEHEAD in Gemeinschaft mit dem emigrierten SCHÖPF-MEREY gegründet wurde. Hier hielt SCHÖPF bis zu seinem 1858 eingetretenen Tod systematische klinische Vorträge und erteilte auch Müttern und Ammen Unterricht über Kindererziehung und Kinderpflege, wie das der 1856 erschienene umfangreiche englische Bericht beweist. Wir wollen noch bemerken, daß das obenerwähnte Werk UNDERWOODS, das, wie erwähnt, von den Engländern mit Recht als „standard work" bezeichnet wird, und dessen 9 Auflage von MARSHALL HALL umgearbeitet erschienen ist, im Jahre 1848 auch in deutscher Übersetzung erschien, was den hervorragenden Charakter des Werkes nur bestätigt. In

den 80er und 90er Jahren entfalteten in England überaus zahlreiche
Pädiater hervorragende literarische Wirksamkeit, und die Namen
von Ashby, Ballantyne, Fordice, Finlayson, Owen, B. Lees,

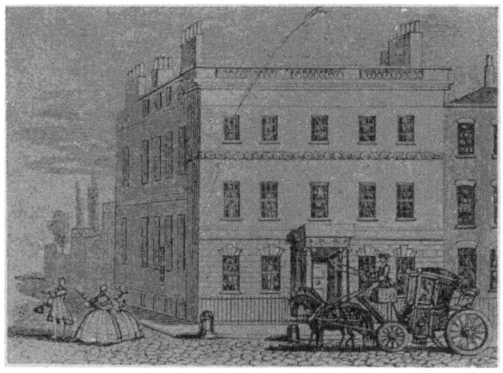

Abb. 67. Das Great Ormondstreet hospital in London in den 60er Jahren.

Penrose, Fowler, Thomson, E. Smith, Still u. a. sind in Fachkreisen allgemein bekannt. Wir wissen, daß Barlow durch die

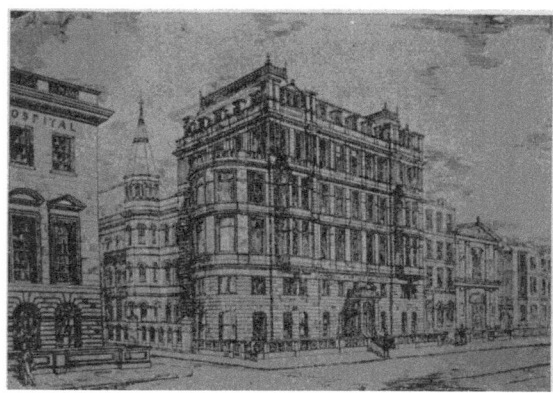

Abb. 68. Das Great Ormondstreet hospital in London Ende des 19. Jahrhunderts.

klassische Beschreibung des Krankheitsbildes des infantilen Skorbut
und durch die Klärung des Wesens der Krankheit, Still mit der
Beschreibung des nach ihm benannten Leidens ihre Namen in der

Literatur verewigten, und daß das große und alleinstehende Werk
von J. W. BALLANTYNE über die antenatale Pathologie und Hygiene
(Band I, The foetus, Band II, The embryo) für immer ein
Meisterwerk der pädiatrischen Weltliteratur bleibt. Schließlich
bildet es ein hervorragendes Verdienst der Engländer, daß sie durch
Errichtung von Nurse-Bildungsschulen (Princess Christian
training College Manchester und Norland Institute,
Cambridge Square, London) die Ausbildung von Pflegerinnen
(baby-nurse) ermöglichten.

In dieser Epoche waren die meisten Kulturstaaten Europas
bestrebt, mit den großen Nationen Deutschland, Frankreich und
England in der Förderung der Kinderheilkunde Schritt zu halten,
und wir finden überall intensive und erfolgreiche Arbeit.

In Rußland, wo, wie bereits erwähnt, FRIEDEBURG bereits 1834
das erste russische Kinderspital gründete, war der am 5. Dezember
1915 im Alter von 80 Jahren gestorbene C. RAUCHFUSS der erste verdienstvolle Arbeiter in unserem Fach (Abb. 69). Er schuf 1867 das
Prinz Peter v. Oldenburg-Kinderspital in St. Petersburg,
das lange Zeit hindurch das größte und modernste Kinderspital
der zivilisierten Welt war. In diesem kam zuerst die strikteste
Isolierung der ansteckenden Infektionskrankheiten durch die Errichtung von Isolier-Pavillons zur Geltung. Er war es auch, der das
Bauprogramm des St. Wladimir-Kinderspitals in Moskau[1])
entwarf, das anläßlich des Baues des Budapester Stefanie-Kinderspitals BÓKAI SEN. als Muster diente. RAUCHFUSS organisierte
überhaupt in ganz Rußland die wissenschaftliche Pädiatrie und die
Besetzung der Professuren, sowie die Ernennung der leitenden Ärzte
wurde von seinem maßgebenden Gutachten abhängig gemacht.
Daß die Pädiatrie in Rußland ein hohes Niveau erreichte und eine
imposante Reihe von angesehenen Fachmännern in den letzten
Jahrzehnten entstand, bildet indirekt das Verdienst RAUCHFUSS',
der mit den von ihm ausgewählten Fachkollegen in beiden Zentren
Rußlands, in St. Petersburg sowohl wie in Moskau, ein lebhaft
pulsierendes wissenschaftliches Leben schuf. Die Arbeiten von
RAUCHFUSS, FILATOW (Abb. 70), KORSAKOV, GUNDOBIN u. a.

---

[1]) RAUCHFUSS, Notices sur l'hôpital de S. A. J. le Prince Pierre d'Oldenbourg
pour enfants à St. Petersbourg et sur l'hôpital Saint Wladimir pour enfants à
Moscou. Exposition etc. à Bruxelles 1876.

bleiben in unserer Fachwissenschaft für alle Zeiten unvergeßlich. Die glänzend geschriebene Semiotik von NIL FILATOW, die auch ins Deutsche, Französische und Ungarische übersetzt wurde, seine Vorträge über die Infektionskrankheiten, ferner die einen umfangreichen Band füllende Arbeit des Professors der medizinischen Militärakademie in St. Petersburg N. P. GUNDOBIN, die in deutscher

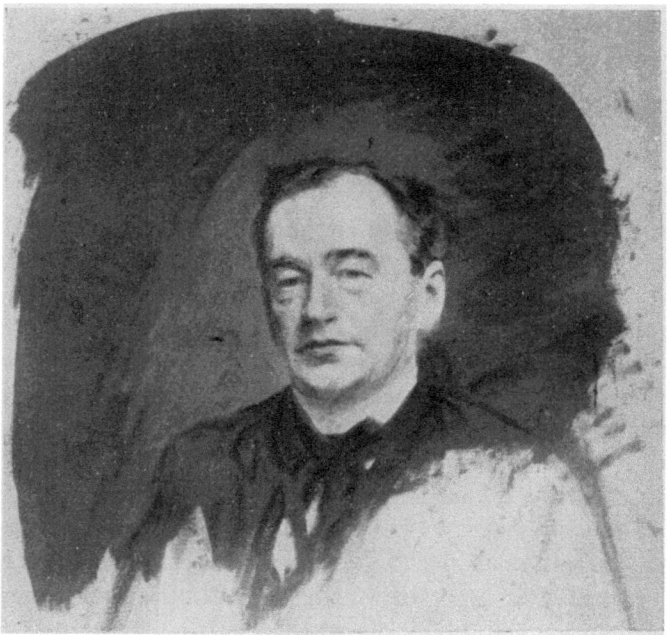

Abb. 69.   C. RAUCHFUSS[1]).

Sprache unter dem Titel „Die Besonderheiten des Kindesalters" erschienen ist, sicherten beiden Fachkollegen einen vornehmen Platz in der pädiatrischen Literatur. Ein kleines Lehrbuch von FILATOW, das er für rigorosierende Mediziner schrieb, war seiner-

---

[1]) Dieses Porträt RAUCHFUSS, ist eine Reproduktion eines nicht beendigten Gemäldes. Prof. JOHANNESSEN, dem ich die Reproduktion verdanke, schildert die Geschichte des unvollendeten Porträts in einem an mich gerichteten Schreiben folgendermaßen: „Das Bild R.s hat seine eigene Geschichte. Es wurde gemalt für die Kaiserliche Galerie in St. Petersburg. Aber als der Kopf fertig war und während R. gemalt wurde, stürzte der Maler tot zu Boden. Der Zar hat doch beschlossen, das Bild in der Galerie aufzuhängen, wie es war."

zeit das Muster für derartige Kompendien. Dieses Werk wurde 1914 von H. LEHNDORFF, dem Schüler von KNÖPFELMACHER (Wien) den modernen Anforderungen entsprechend mit glücklicher Hand umgearbeitet und neuerlich auf den Büchermarkt gebracht.

Das letztemal spielte RAUCHFUSS anläßlich des unvergeßlichen internationalen Ärztekongresses in Moskau (1897) eine hervor-

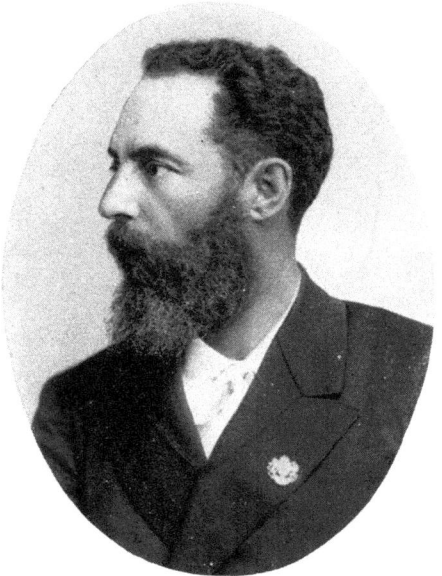

Abb. 70. N. FILATOW.

ragende Rolle, als er in der pädiatrischen Sektion die vollkommen aufgearbeitete Diphtheriestatistik Rußlands im Rahmen eines glänzenden Vortrages vorlegte. Seine hohe Bildung und sein Polyglottismus gestattete ihm, in dieser für uns allen anwesenden denkwürdigen Sitzung, außer dem russischen in gleicher Vollkommenheit in deutscher, französischer sowie in englischer Sprache zum Gegenstand zu sprechen. Als er am 25. November 1907 in St. Petersburg anläßlich des Jubiläums seiner 50jährigen kinderärztlichen Tätigkeit begrüßt wurde, gestaltete sich diese Begebenheit zu einer umfangreichen Feier, die im Stadthaus zu St. Petersburg stattfand. Der Stadtrat erschien in voller Gala vor dem Jubilar und 58 Delegierte gaben ihrer Huldigung für den greisen Gelehrten Ausdruck. RAUCHFUSS hörte $3\frac{1}{2}$ Stunden lang stehend die Festreden an und beantwortete unermüdlich jede einzelne Begrüßung. In der pädiatrischen Sektion des Kongresses in Moskau bildete außer der Frage der Antidiphtherie-Serumtherapie auch die O'DWYERsche Intubation (BAYEUX, TSAKIRIS,

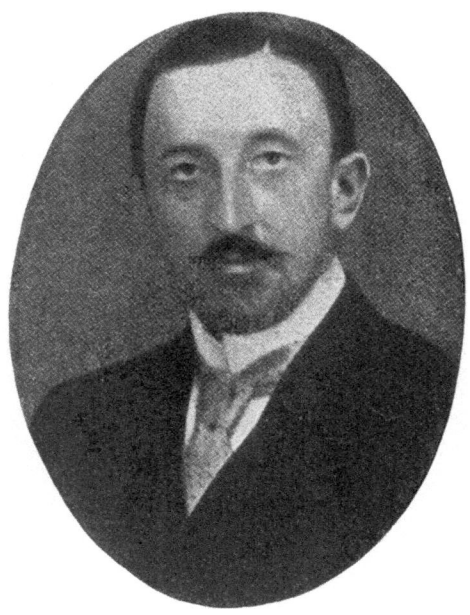

Abb. 71. BRUDZINSKY.

J. BÓKAY) und die Punktion nach QUINCKE (v. RANKE, FALKENHEIM, RAZYNSKI) Gegenstand eingehender Diskussionen.

In Ergänzung dieser Ausführungen erwähnen wir ferner, daß die eifrige Begeisterung FILATOWS die pädiatrische Gesellschaft in Moskau geschaffen hat, die für die russischen Fachkollegen ein noch engeres Band für die gemeinsame wissenschaftliche Arbeit bildete.

Die intensive Tätigkeit der russischen Pädiatrie übte auch auf Finnland (PIPPING, Helsingfors) und auf Russisch-Polen eine günstige Wirkung aus. Besonders wollen wir hier die wissenschaftlichen

Verdienste des im Wirbel der polnischen Revolution früh, 1918 verstorbenen hervorragenden Kollegen, des Polen BRUDZINSKY (Abb. 71) hervorheben, dessen Namen durch das auf Grund seines Programms errichteten prächtigen Kinderspitals in Lodz und die Kinderklinik in Warschau für lange Zeiten verewigt wird.

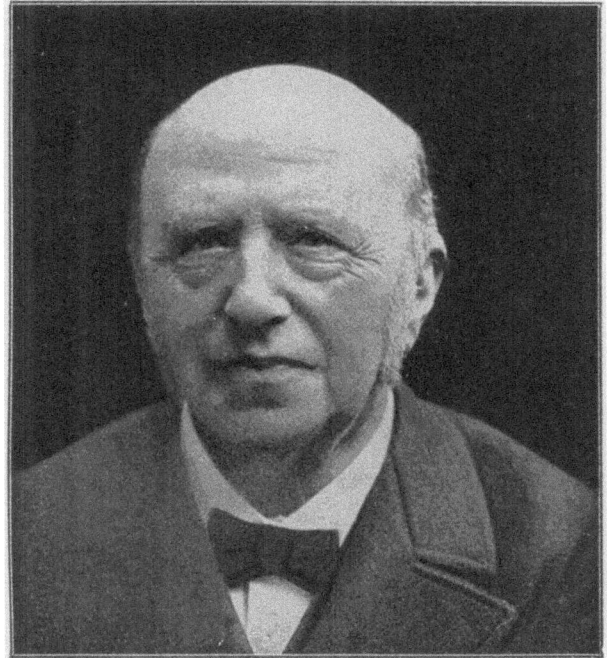

Abb. 72.   H. HIRSCHSPRUNG.

Außer in Rußland sehen wir die Entwicklung ausgezeichneter kinderärztlichen Schulen in Dänemark, Schweden und Norwegen; die Gründer und Förderer dieser Schulen: HAROLD HIRSCH-SPRUNG (Abb. 72), ABELIN, O. MEDIN (Abb. 73), AXEL JOHANESSEN (Abb. 74), werden immerdar zu den hervorragendsten Leuchten unseres Faches zählen und ihre Namen sind mit den Megacolon congenitum (1880), die Pylorusstenose des Säuglingsalters (1887), die HEINE-MEDINsche Krankheit und die Invagination des Säuglingsalters (HIRSCHSPRUNG, Intern. mediz. Kongreß in Kopenhagen) unverlöschlich in unsere Literatur eingeprägt. Besonders zu betonen ist, daß Schweden, das Vaterland Roséns, der im 18. Jahrhundert lebte, bereits 1845 eine pädiatrische Klinik besaß, und die Studenten hatten die Pflicht, diese Klinik vier Monate hindurch zu besuchen[1]). Schweden ist auch das glückliche, beneidenswerte Land, wo zweifellos nicht durch Zufall, sondern infolge plan-

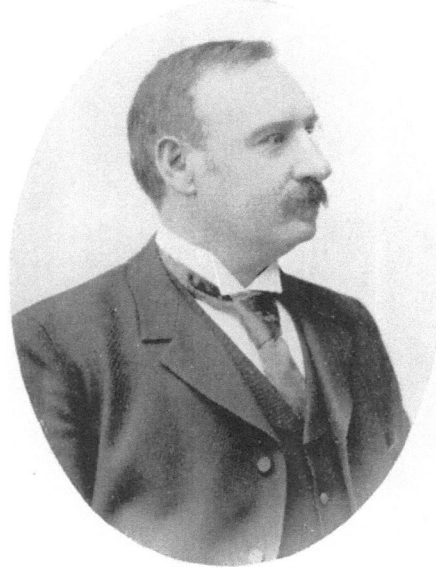

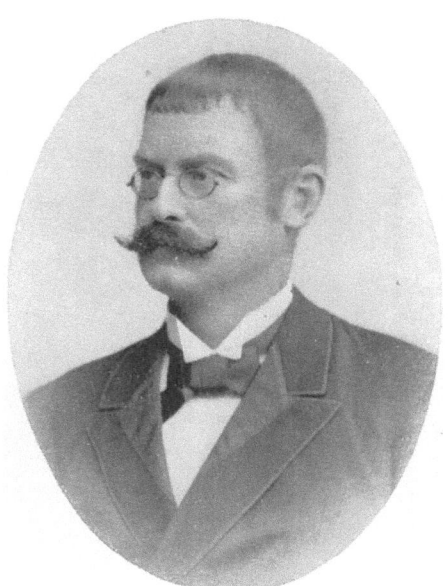

Abb. 73. O. Medin.   Abb. 74. A. Johanessen.

mäßiger Arbeit, ebenso wie in Norwegen, die Säuglingssterblichkeit 8% kaum übersteigt. Wir erwähnen ferner, daß der Däne W. Meyer (Kopenhagen) 1868 seine erste Publikation über die Hyperplasie der Rachenmandeln veröffentlichte. Sein großes Werk über diesen Gegenstand erschien 1873 in dem Archiv für Ohrenheilkunde, und es bildete nur eine gerechte Würdigung seiner erfolgreichen Tätigkeit, daß seine Zeitgenossen ihm in seiner Geburtsstadt durch eine internationale Sammlung ein Denkmal errichteten.

---

[1]) O. Medin, Die Pädiatrie als Unterrichts- und Prüfungsfach an dem Karolinschen medico-chirurgischen Institute zu Stockholm. III. Internat. Kongreß für Säuglingsschutz. Berlin 1911.

Die Schweiz, das Vaterland von RILLIET und J. J. ROUSSEAU, nahm an dem wissenschaftlichen Wettbewerb gleichfalls wackeren

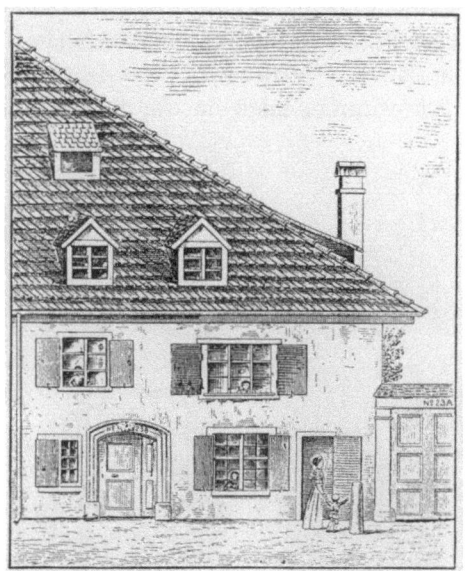

Abb. 75. Das Kinderspital in Basel anläßlich seiner Gründung.

Anteil, und die Eleonorastiftung in Zürich, die Kinderspitäler in Basel (Abb. 75 u. 76) und in Bern sowie die Anstalt in Genf

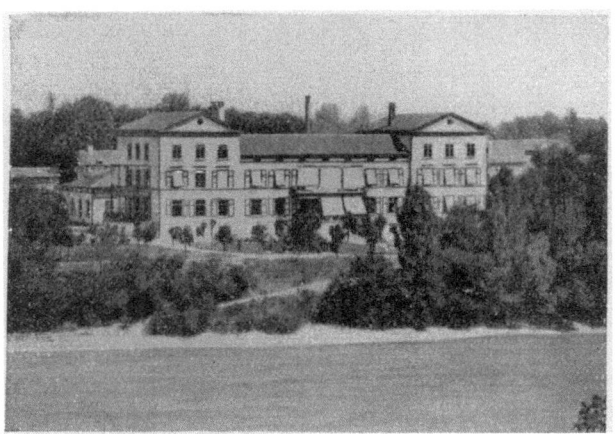

Abb. 76. Das gegenwärtige Kinderspital in Basel.

entwickelten eine intensive Tätigkeit. Die Namen von DEMME
(Abb. 77), HAGENBACH (Abb. 78), WYSS, D'ESPINE und COMBE
werden von uns allen hochgeschätzt. Ihr keineswegs gering zu
wertendes Verdienst bildet ferner, daß sie so hervorragende Nachfolger, wie FEER (Zürich), WIELAND (Basel) und STOOSS (Bern)
erzogen haben. Ich erinnere mich an die 80er Jahre, als die vom

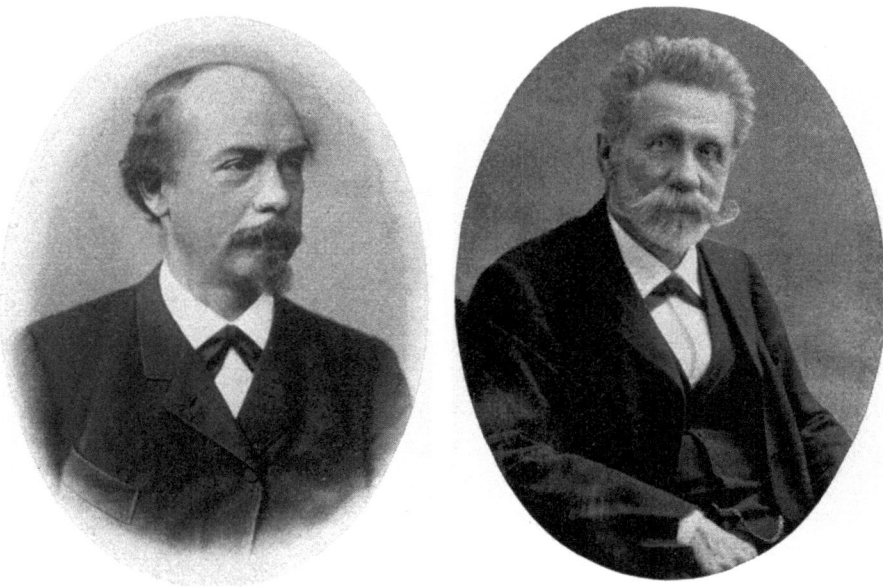

Abb. 77. DEMME.   Abb. 78. HAGENBACH.

hervorragenden DEMME redigierten Jahrbücher des JENNER-
Kinderspitals infolge ihres abwechslungsreichen wissenschaftlichen
Inhaltes zur lehrreichsten und wahrhaft genußvollen Lektüre der
Fachkollegen gehörte, und das in französischer Sprache abgefaßte
Genfer Lehrbuch der Kinderheilkunde, das von PICOT mit D'ESPINE
zusammen verfaßt wurde, bildete in deutscher Übersetzung ein ge-
suchtes Werk im Kreise der Hörer der deutschen und österreichischen
Universitäten. Gegen Ende des Jahrhunderts vereinigt die Schwei-
zer kinderärztliche Gesellschaft die Fachkollegen des Landes.
    In Italien findet unser Fach ebenfalls fruchtbaren Boden, und
das geistige Triumvirat CONCETTI (Abb. 79), MYA (Abb. 80) und

Fr. Fede (Abb. 81), die Pädiater der Universitäten in Rom, Neapel und Florenz, waren zu jener Zeit hervorragende Vertreter unseres Faches. Außer diesen sei besonders das intensive Wirken von V. Tedeschi (Padua), D. Pacchioni (Genua), Cesare Cattaneo (Mailand), G. B. Allaria (Turin), G. Berti (Bologna), C. Comba (Florenz), Jemma (Palermo) u. a. hervorgehoben, deren Arbeiten

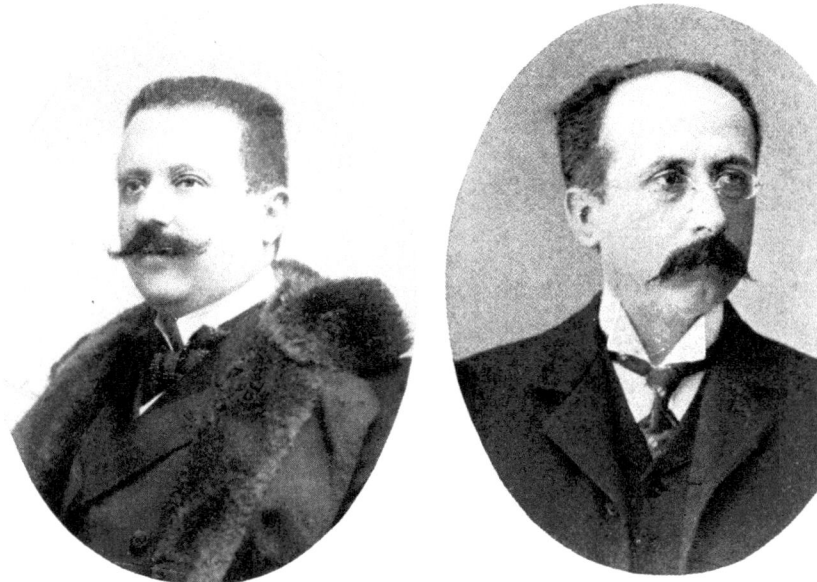

Abb. 79. L. Concetti.   Abb. 80. Mya.

zum Teil in der von Fr. Fede redigierten La Pédiatria, zum Teil in der von Comba, Concetti und Tedeschi gegründeten und von C. Francioni redigierten Rivista di Clinica Pediatrica erschienen. Diese Zeitschriften bestanden nach jeder Hinsicht den Vergleich mit den kontinentalen Zeitschriften ähnlichen Inhaltes. Die einen mächtigen Band füllenden klinischen Berichte von Concetti, die unter dem Titel Insegnomento della Pediatria in Rom erschienen sind, beweisen die gründliche und intensive Arbeit, die zu jener Zeit in der römischen Kinderklinik geleistet wurde, und jene Studien der italienischen Pädiater, wie z. B. über die Anaemia splenica infantilis (Somma, Jemma), die Rigasche

Krankheit (RIGA, PANDOLFI, FEDE u. a.) und über die Leisch-
maniasis (JEMMA) sicherten schon allein den italienischen Fachkollegen einen würdigen Platz. Die auf Initiative von MYA und
CONCETTI Ende des 19. Jahrhunderts gegründete Soci é ta italiana
di Pediatria brachte die italienischen Pädiater miteinander in engen
Konnex und belebte noch mehr deren wissenschaftliche Tätigkeit.

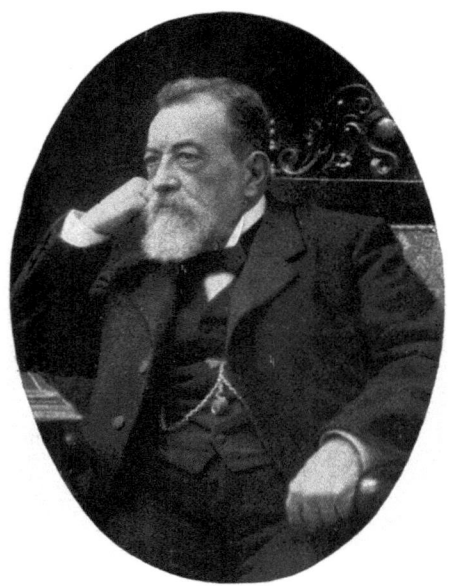

Abb. 81. FR. FEDE.

In Spanien entfaltete in der zweiten Hälfte des 19. Jahrhunderts
eine ganze Reihe unserer Fachkollegen regen Eifer zur Förderung
unseres Faches (ALVAREZ GONZALES, GOMEZ-FERRER RAMON,
TOLOSA-LATOUR, AMALIO GIMENO, FRANCISCO CRIADO Y AQILLAR,
BOROBIO Y DIAZ, MARTINEZ Y VARGAS u. a. m.). Das vereinigende
Band bildete die Ärztegesellschaft in Madrid. Gegen Ende des
Jahrhunderts verfügen sie auch über eine pädiatrische Zeitschrift,
die von MARTINEZ Y VARGAS in Barcelona sorgfältig redigiert wird
und die ebenfalls zur Konzentration der Kräfte beitrug.

Es ist interessant, daß das O'DWYERsche Verfahren in Europa
zuerst von spanischen Ärzten 1887 versucht wird, namentlich von

Ramon de la Sota y Lastra in Sevilla und von Gomez de la Mata in Madrid.

Schließlich haben wir aus Griechenland Cardamatis (Athen) zu erwähnen, der durch die Beschreibung der Malaria des Säuglingsalters sich einen anerkannten Namen in unserer Literatur erwarb.

Aber nicht nur das alte Europa, auch die Ärzte der Neuen Welt, der Vereinigten Staaten, trugen zum Ausbau der pädiatrischen Wissenschaft bei, obwohl dort bis Mitte des 19. Jahrhunderts kaum irgendwelche nennenswerte wissenschaftliche pädiatrische Tätigkeit geboten wurde[1]). Nach 1848, während der deutschen Revolution, als auch Richard Wagner, der große musikalische Dichter, gezwungen ist, aus seinem Vaterland zu emigrieren, wanderte Abraham Jacobi, ein Zögling deutscher Universitäten, nach Amerika aus, läßt sich in New-York nieder und wird mit seiner hervorragenden Fachbildung, die er sich an der Bonner Universität erworben hat, sowie mit seinem hervorragenden organisatorischen Talent der Begründer der pädiatrischen Schule in den Vereinigten Staaten, die sich innerhalb weniger Jahrzehnte den vornehmsten Platz erringt und solche Fachkräfte aufweist wie L. Smith, E. Holt, Koplik, M. Rotch, J. M. Taylor, Chapin, Kerley, Northrup, E. Rosenthal, Crozer Griffith, Blackader, Adams, Booker, Forchheimer, L. Starr u. a. m., deren Namen, mit dem Jacobis an der Spitze, den Fachmännern der ganzen gebildeten Welt bekannt sind, und Jacobi (Abb. 82), der vor kaum drei Jahren (Juni 1919) im Alter von 90 Jahren gestorben ist[2]), konnte in seinem Alter mit Stolz die Früchte seiner titanenhaften Arbeit überschauen. Denn all das, was in den Vereinigten Staaten in der zweiten Hälfte des 19. Jahrhunderts im Interesse unseres Faches geschah, all das ist sozusagen das Werk Jacobis. Im Jahre 1860 übernimmt er die erste Professur, die in New-York

---

[1]) Jacobi teilt im VIII. Jahrgang der Zeitschrift Janus (1902) unter dem Titel „History of american pediatrics before 1800" detailliert sämtliche literarischen Momente mit, die bis 1800 in Amerika mit unserem Fach in Verbindung stehen.

[2]) Sayre würdigte in seiner Leichenrede die Verdienste Jacobis in folgenden Worten: „He rose to the highest pinnacle which can be attained by a membre of the profession he chose." Die letzte Arbeit Jacobis ist eine Artikelserie unter dem Titel „History of Pediatrics in New York", welche in den Archives of Pediatrics (Vol. XXIV. 1917) kurz vor seinem Tode erschienen ist.

Medical College für unser Fach geschaffen wurde[1]), im Jahre
1890 erschien eine mächtige, vier Bände umfassende pädriatrische
„Cyclopaedia" unter der Redaktion von KEATING, in welcher
zum geringen Teil auch Beiträge von englischen Fachmännern enthalten sind, der größte Teil der Arbeit stammt jedoch von JACOBI
und den amerikanischen Pädiatern, zum größten Teil seinen
Schülern, und besteht aus Arbeiten von so hohem Niveau, daß die

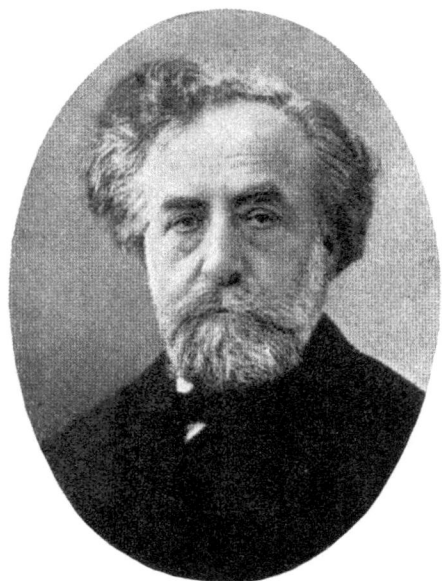

Abb. 82.   A. JACOBI.

„Cyclopaedia" würdig an die Seite von GERHARDTS „Handbuch" und des französischen „Traité" von GRANCHER-COMBY gestellt werden kann. JACOBI gründet im Jahre 1880 die pädiatrische
Sektion der Americ. Medic. Association, organisiert 1885 die
kinderärztliche Sektion der Academy of Médecine in New-
York und gründet schließlich 1888 die American Pediatric
Society, deren Organisation und wissenschaftliche Tätigkeit mit

---

[1]) In diesem Jahr wurde im New-York Medic. College die erste selbständige Kinder-Poliklinik gegründet, diese wurde später, 1865, in das University
Medic. College, dann 1870 in das College of Physicians and Surgeons
verlegt.

der Gesellschaft für Kinderheilkunde übereinstimmt. Die am
2. Juni 1887 stattgehabte Sitzung der Academy of Medecine
hatte eine besondere historische Bedeutung, denn in dieser legte der
geniale J. O'Dwyer (Abb. 83) im Verein mit seinen Mitarbeitern
Francis Huber, Dillon Brown, W. P. Northrup, J. H. Hance
und A. Caillé seine Intubationslehre vor (Abb. 84), von welcher
seine Ärztekollegen schon damals erklärten, daß diese: „one of

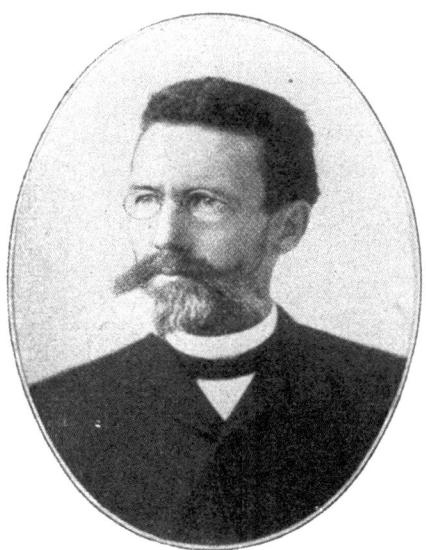

Abb. 83. J. O'Dwyer.

the great advances in this age of medical discoveries"
ist, und mit welcher O'Dwyer seinem Vaterland zweifellos Ruhm
erworben hat (Abb. 85). Jacobi hielt mit den europäischen Fachkollegen enge Berührung aufrecht, und dieses innige Band hatte
zur Folge, daß, als seine amerikanischen Kollegen ihn anläßlich
seines 70. Geburtstages mit einer großangelegten „Festschrift"
beehrten, unter den Mitarbeitern die Vertreter nahezu aller pädiatrischen Schulen der Welt erscheinen. Es sei nur erwähnt,
daß der „Chairman" des Arrangierungskomitees dieses großangelegten Festes der in Ungarn gebürtige Árpád Gerster war
und daß in der Festschrift unter den einzelnen Nationen auch

die ungarische Schule durch einen wissenschaftlichen Beitrag vertreten war. Schließlich sei erwähnt, daß die Vereinigten Staaten nach dem Beispiel Englands die Ausbildung von Nurses kräftig förderten; als Beweis hierfür seien angeführt: das Baby - Hospi -

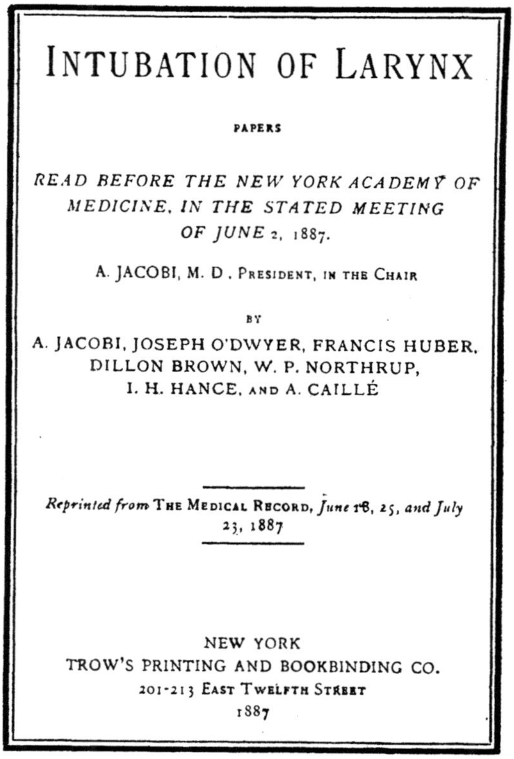

INTUBATION OF LARYNX

PAPERS

READ BEFORE THE NEW YORK ACADEMY OF MEDICINE, IN THE STATED MEETING OF JUNE 2, 1887.

A. JACOBI, M. D., President, in the Chair

BY

A. JACOBI, JOSEPH O'DWYER, FRANCIS HUBER, DILLON BROWN, W. P. NORTHRUP, I. H. HANCE, and A. CAILLÉ

Reprinted from The Medical Record, *June 18, 25, and July 23, 1887*

NEW YORK
TROW'S PRINTING AND BOOKBINDING CO.
201-213 East Twelfth Street
1887

Abb. 84. Der erste Vortrag von O'Dwyer über die Intubation.

tal in New-York und das unter der trefflichen Leitung des Kollegen Shaw stehende St. Margarethshouse in Albany.

Ende des 19. Jahrhunderts findet die Kinderheilkunde nicht nur in den Vereinigten Staaten, sondern auch in Südamerika fruchtbaren Boden, und die dortigen Fachkollegen (Araoz Alfaro, Arrago, Centeno, Moncorvo, Vinnos, Avendano, Lynch) sind hervorragende Lehrer unseres Faches, was die von ihnen herausgegebene Fachzeitschrift, sowie auch das lebhafte wissenschaftliche

Leben beweist, das in ihrem wissenschaftlichen Verein, der Societa Argentina di Pédiatria herrscht.

Prüfen wir nun schließlich die Tätigkeit Ungarns in der zweiten Hälfte des 19. Jahrhunderts.

Das Kinderspital in der Öszgasse wurde am 17. September 1883 geschlossen, als sein Nachfolger wurde das „Stefanie"- Kinderspital in der Gólyagasse eröffnet. Diese schöne, den Fachkreisen der ganzen Welt bekannte Anstalt wurde weder vom

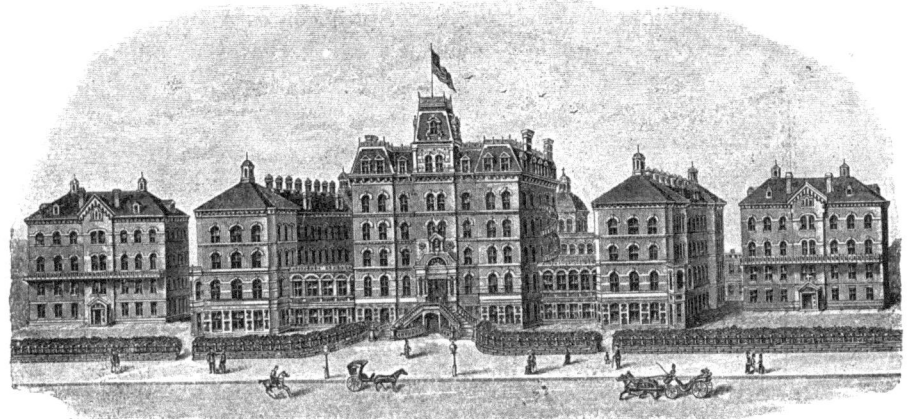

Abb. 85. Das Foundling-Asylum in New-York, in dem O'DWYER sein Intubationsverfahren nach langen Studien ausgearbeitet hat.

Staat noch von der Hauptstadt errichtet, sondern dieses Spital ist aus den von der Wohltätigkeit zusammengelegten Hellern erbaut worden, und der Verein, der dasselbe erhält und fördert, darf wohl stolz auf seine Schöpfung sein. Die Eröffnung dieser Anstalt bedeutete eine neue Epoche in der Entwickelung der ungarischen Pädiatrie, weil mit ihrer Ausrüstung und ihrem reichen, abwechslungsreichen Krankenmaterial für wissenschaftliche Forschungen reiche Gelegenheiten bot, und sozusagen danach angelegt war, mit der Zeit den Charakter einer Klinik zu erhalten. Im Jahre 1884 legte das neue Spital bereits Trauer an: ihr Schöpfer, BÓKAI SEN., dessen Energie und unermüdlicher Eifer sie geschaffen hat, starb am 20. Oktober. Sein Tod bedeutete einen schweren Verlust für die ganze pädiatrische Wissenschaft, weil

mit ihm ein erprobter klassischer Arbeiter der Kinderheilkunde
dahingegangen war. Mit seinem Ableben verwaiste in Ungarn
auch der pädiatrische Hochschulunterricht. Während im benach-
barten Österreich, in Wien, Prag, Graz, Krakau, die Pädiatrie bereits
Lehrkanzeln an der Universität besaß, und auch der klinische
Unterricht systemisiert war, hörte bei uns die ad personam
geschaffene Professur mit dem Tod von BÓKAI sen. auf, und geraume Zeit hindurch wurde das Fach durch einen einzigen Uni-
versitätsdozenten repräsentiert und die ungarische Jugend erhielt
ihre kinderärztliche Ausbildung im Spital eines Wohltätigkeits-
vereins. Zum Glück haben es die Statuten dieses Vereins vom
Anbeginn, also seit 1839, dem dirigierenden Chefarzt zur Pflicht
gemacht, das Fach zu lehren. Trotz dieser ungünstigen Verhältnisse erleidet die weitere Entfaltung der Pädiatrie in Ungarn
keine Stockung. Anfangs arbeitete nur eine kleine, bescheidene
Gruppe von Fachmännern unter wirklich schweren Verhältnissen,
ihr Streben ging aber dahin, sich dem Weltkonzert einzufügen.
Wir trugen die Resultate unserer Tätigkeit in das Ausland, in
deutsche, französische, italienische und amerikanische Zeitschriften,
und wir nahmen an den deutschen Naturforscher- und Ärztever-
sammlungen in Lübeck, Halle und Hamburg sowie an den internationalen Kongressen in Moskau und Paris, ferner an der 51.
(1900) Jahresversammlung der American Medical Association (Atlantic City N. Y.) mit wissenschaftlichen Beiträgen teil.
Wir strebten dahin, unsere ausländischen Verbindungen zu ver-
mehren, wir traten allmählich mit den Fachmännern und pädiatrischen Schulen der ganzen Welt in Berührung, und dieses Band
wurde von Jahr zu Jahr inniger. Ein Ergebnis dieser kollegialen
Verbindung war, daß 1894, als der hervorragende Leiter des
Pasteurinstitutes und Spitals in Paris, ROUX, anläßlich des in
Budapest stattgehabten denkwürdigen internationalen hygienischen
Kongresses seinen aufsehenerregenden, unvergeßlichen Vortrag
über die Serumtherapie der Diphtherie hielt, womit für
die Behandlung der Infektionskrankheiten ein neuer Horizont
geschaffen wurde, ich als Leiter des Stefanie-Kinderspitals schon
wenige Wochen später, infolge der herzlichen Zuvorkommenheit
des Professors BEHRING und der Freigebigkeit des Ministers des
Inneren HIERONYMI mit meinen Heilversuchen beginnen und

bereits am 27. Oktober 1894 vor dem Plenum der Budapester
königlichen Ärztegesellschaft über deren Ergebnisse Bericht
erstatten konnte, zu einer Zeit also, wo kaum einige in Paris,
Berlin, Leipzig und München in der bevorzugten Lage waren,
über sehr beschränkte Mengen des Heilserums verfügen zu können.
Das war eine denkwürdige Sitzung, nicht nur, weil der Vortrags-
saal mit der immensen Zahl des Auditoriums bis zum letzten
Platz gefüllt war, sondern auch deshalb, weil in den Reihen der
Zuhörer, mit Rücksicht auf die hervorragende volkswirtschaftliche
Bedeutung der Frage, auch die Führer unseres politischen Lebens

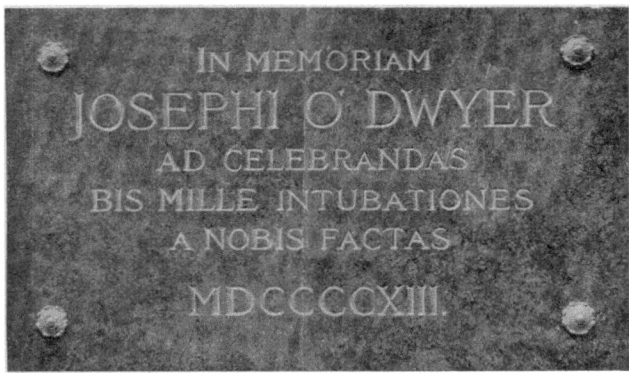

Abb. 86. Marmorgedenktafel am Diphtheriepavillon des Stefanie-Kinderspitals.

anwesend waren. Die ungarische pädiatrische Schule befolgte mit
ihren Arbeiten auf diesem Gebiet einen parallelen Weg mit den
deutschen, französischen usw. Fachkollegen, und kann mit Recht
auf ihren Anteil Anspruch erheben, wie eine unserer Kapazitäten
diesbezüglich erklärte: „Die Kinderheilkunde kann den
vollen Ruhmestitel beanspruchen, den Wert und die
Wirkungsgrenzen des neuen Heilmittels sofort erkannt
und der Welt das betrübende Schauspiel erspart zu
haben, das sich bei dem Einführen des Tuberkulins in
der therapeutischen Praxis abgespielt hat.“ Das enge
kollegiale Band mit den Vereinigten Staaten ermöglichte es ferner
dem Stefanie - Kinderspital, das geniale Verfahren O'Dwyers
als eines der ersten an seinem reichen Material von Diphtherie-
kranken verwerten zu können, und die auf Jahre sich erstreckende

wissenschaftliche Tätigkeit der Anstalt auf diesem Gebiet sowie ihre
mehr als 2000 Fälle umfassende Intubationsstatistik (Abb. 86) resultierte, daß nach dem Ableben von O'DWYER der Depositär der Intubationslehre neben den Vereinigten Staaten Ungarn geworden ist.

Unserem Fach entstanden allmählich außer dem Stefanie-
spital auch neue Stätten: junge, strebsame Fachkollegen betreten
in immer größerer Zahl die wissenschaftliche Arena und die vor-
zügliche junge Garde des 20. Jahrhunderts gelangt zur Entfaltung.
Ein alter verdienstvoller Arbeiter unseres Faches, ERÖSS, der aus
der Schule von BÓKAI SEN. hervorgegangen war, widmete, als er
von seiner ausländischen Studienreise aus dem unter der hervorragenden Leitung EPSTEINS stehenden Findelhaus in Prag im
Jahre 1885 heimkehrte, seine ganze Zeit und volle Kraft dem
Studium der Neugeborenen, und er beobachtete mit seltener
Sorgfalt das Neugeborenenmaterial in der Klinik des Professors
KÉZMÁRSZKY. Seine Arbeiten, die er zu dieser Zeit im Archiv
für Kinderheilkunde und im Archiv für Gynäkologie
publizierte, erregten auch im Ausland berechtigtes Aufsehen und
hatten zur Folge, daß das Neugeborenenmaterial der Gebäranstalten
der fachgemäßen Beobachtung von Kinderärzten unterstellt wurde,
wodurch dieses Material, das bis dahin nahezu ausschließlich von
den Geburtshelfern beherrscht wurde, immer enger mit der Kinderheilkunde in Verbindung gelangte. Was ERÖSS Ende der 80er Jahre
begann, bildet heutzutage bereits eine Forderung, wie sie von ESCHE-
RICH 1908 in der deutschen Naturforscher- und Ärzteversammlung
in Köln in der Jubiläumssitzung der Gesellschaft für Kinderheilkunde
anläßlich ihres 25 jährigen Bestehens vom Präsidium aus präzisierte:
„Der Kinderarzt muß nicht nur vom praktischen, sondern
insbesondere vom physiologischen Standpunkt aus
unbedingt beanspruchen, daß das Kind von vollendeter
Entbindung ab in sein Beobachtungs- und Arbeits-
gebiet fällt, da ja gerade die Akklimatisation des Neugeborenen an die extrauterine Existenz und die damit
verbundenen Krankheitserscheinungen, die Besiede-
lung des jungfräulichen Körpers mit Bakterien die
wichtigsten und erregendsten Probleme bieten"[1].

---

[1] T. ESCHERICH, Entwicklung und Leistungen der Kinderheilkunde in den
letzten 25 Jahren. Verhandl. d. Gesellsch. f. Kinderheilk. in Cöln 1908.

Indem ich diese wissenschaftlichen Verdienste Eröss' apostrophiere, muß ich andererseits anerkennen, daß das Neugeborenenmaterial in den Gebäranstalten stellenweise auch bis dahin Gegenstand von hervorragenden fachlichen Studien bildete. Ein glänzendes Beispiel hierfür ist das 1885 erschienene Werk des Professors der Geburtshilfe in Göttingen M. Runge über die Krankheiten der Neugeborenen; das Material für diese Arbeit lieferten die während seiner Tätigkeit als Assistent an der Gusserow-Klinik in Berlin vorgenommenen exakten Beobachtungen. Zur Illustrierung der Tatsache, daß die Geburtshelfer die Kenntnis der Pathologie der Sepsis neonatorum in der Vergangenheit durch ihre Studien erheblich gefördert haben, will ich hier nur anführen, daß wir dem Professor der Geburtshilfe in München, Winckel, die Kenntnis des interessanten Krankheitsbildes der „Cyanosis afebrilis icterica-perniciosa cum haemoglobinuria" verdanken[1]).

Wenn wir schließlich auch die ungarische Fachtätigkeit dieser Epoche erwähnen, so können wir es nicht unterlassen, eines wackeren, verblichenen ungarischen Arbeiters der Sozialhygiene, Szalárdi, zu erwähnen, der zu dieser Zeit die Sache der Findelkinder mit hartnäckiger Ausdauer auf dem Tapet hielt, er agitierte in ihrem Interesse urbi et orbi, er sprach für sie bei einer ganzen Reihe von Ministern vor und bereitete mit dieser seiner agitatorischen Tätigkeit die Schaffung des berühmten Gesetzes von Koloman Széll vor. Wir alle wissen, daß die von Szalárdi gegründete schöne soziale Institution, die Anstalt vom Weißen Kreuz in der Tüzoltógasse tatsächlich die Wiege des ungarischen staatlichen Kinderasyls war und daß die heutige Generation den Begriff der „Engelmacher" in seiner vollen Bedeutung kaum mehr kennt, und die schmachvolle Kaste der „Engelmacher" in unserem Vaterland im Aussterben begriffen ist, ist unleugbar das Verdienst Szalárdis.

Wenn wir nach all dem auf die Entwicklung unseres Faches im Laufe des 19. Jahrhunderts zurückblicken, so konstatieren wir mit Freude, daß die Pädiatrie mit der schwindelerregenden Entwicklung der internen Medizin und der Chirurgie Schritt haltend, sich staunenswert aus ihrem bescheidenen Rahmen heraus entwickelt hat, wie das

---

[1]) Winckel, Über eine bisher nicht beschriebene endemisch aufgetretene Erkrankung der Neugeborenen. Veröffentlichungen der Gesellsch. f. Heilkunde. Pädiatrische Sektion. 1879.

ESCHERICH im Jahre 1904 in der pädiatrischen Sektion des anläßlich der Weltausstellung in Saint Louis veranstalteten internationalen Kongresses so treffend sagte[1]): „An Stelle der relativ geringen Zahl vorwiegend durch sinnfällige Merkmale kindlicher Krankheitsbilder, welche den Inhalt der ersten Lehrbücher ausmachten, stellt die moderne Pädiatrie ein alle Störungen der Lebensvorgänge umfassendes, nach wissenschaftlichen Grundsätzen geordnetes und in seiner Universalität von keinem anderen Spezialgebiete der Medizin erreichtes Lehrgebäude dar."

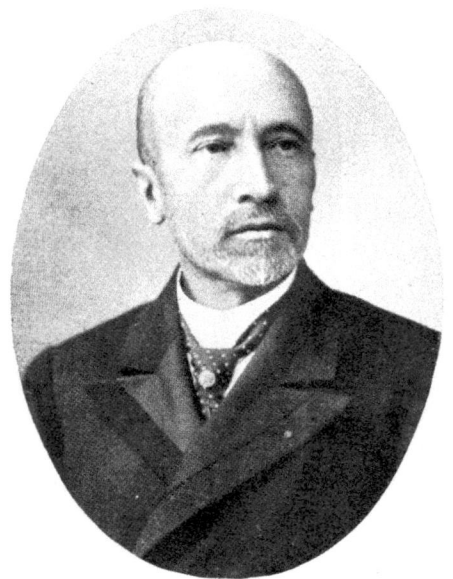

Abb. 87. J. GRANCHER.

Die Tätigkeit unseres Faches im 19. Jahrhundert wurde in dem Pariser Kongreß 1900 durch einen liebenswürdigen Akkord geschlossen: als nämlich der illustre Sektionspräsident J. GRANCHER (Abb. 87) in seiner Schlußrede von den in großer Anzahl versammelten ausländischen pädiatrischen Fachkollegen Abschied nahm, gab er dem Wunsche Ausdruck, daß das herzliche kollegiale Band, welches die Mitglieder aus allen Teilen der Welt verbunden hatte, in der Zukunft noch enger werde[2]).

Diese Fäden sind leider durch die blutigen Ereignisse des Weltkrieges 1914—1918 zerrissen worden und die Frage ist, wann wir in der Zukunft, nach Eintritt des endgültigen Weltfriedens diese Fäden irgendwie verknüpfen können, ob diese Bande wieder vollkommen innig werden oder nicht.

[1]) TH. ESCHERICH, Die Grundlagen und Ziele der modernen Pädiatrie. Jahrb. f. Kinderheilk. 61. 1905.

[2]) De resserrer encore les liens affectueux qui nous unissent. XIII. Congrés internat. de Médecine Paris 1900. Section de Médecine de l'Enfance. Publiés par M. MARFAN.

Drittes Kapitel.

Die Kinderheilkunde im 20. Jahrhundert.

Das 20. Jahrhundert setzt im Zeichen des Säuglingsschutzes ein, gleichsam, als ob es von bösen Ahnungen angeeifert worden wäre, und heute, nachdem wir fünf bittere Kriegsjahre überstanden haben, während der Webstuhl des Schicksals gar vielen Nationen den Trauerschleier webte und es den Anschein hatte, als ob das ganze Menschengeschlecht im alten Europa vom Erdboden verschwinden sollte, arbeiten auf dem von der Vorsehung wohl vorbereiteten Boden Wissenschaft, Staatsgewalt und soziale Philanthropie immer eifriger daran, die Mütter und Säuglinge zu retten, denn jedermann fühlt, daß die tiefen, durch den blutigen Weltkrieg und diese Pandemie der Leidenschaften geschlagenen Wunden nur durch gemeinsame patriotische Arbeit repariert werden können. Es ist keine Phrase, wenn der Akademiker BRIEUX für Frankreich um Mütter und Kinder fleht und wenn sämtliche, in den Wirbel des Weltkrieges geratenen Nationen dasselbe für ihr eigenes Vaterland erflehen. BERTILLON berechnete Frankreichs Verlust an Menschenmaterial vom Beginn des Weltkrieges bis 1920 und gelangte zu dem traurigen Ergebnis: wenn in seinem Vaterland die Geburtsziffer die Vorkriegshöhe erreichen würde, so müssen 50 Jahre vergehen, bis Frankreich abermals die Populationsziffer des Jahres 1911 erreichen wird.

Die Entwicklung der modernen Pädiatrie wurde allgemein durch die veränderten Verhältnisse erzwungen. Die immer mehr um sich greifende künstliche Ernährung, besonders in den großen Industriezentren, die hieraus folgende verhältnismäßig hohe Säuglingssterblichkeit und dem gegenüber der stufenweise Rückgang der Geburtenziffer in den meisten Kulturstaaten: all das

waren Umstände, welche die Fachmänner immer mehr an-
eiferten, diesen, in der Vergangenheit ziemlich stiefmütterlich
behandelten Teil der Pädiatrie genauer zu studieren.

Hier setzte nun die bezügliche wissenschaftliche Arbeit ein und
ergab auch alsbald reiche Ernte. Die wissenschaftlichen Publikationen der Pädiatrie beschäftigten sich vornehmlich mit der

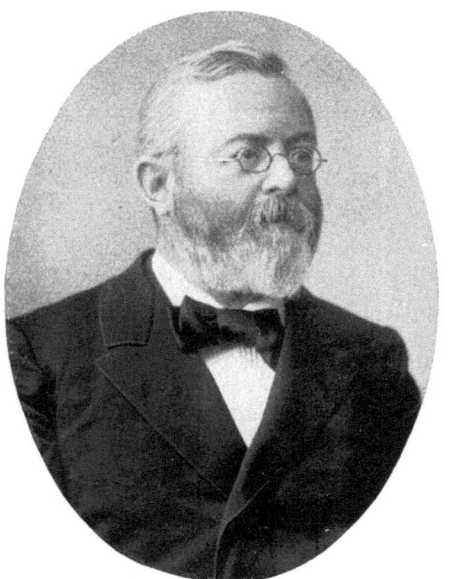

Abb. 88. O. HEUBNER.

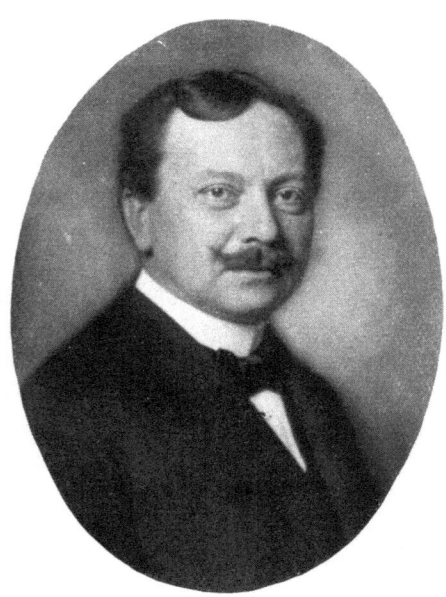

Abb. 89. A. CZERNY.

Pathologie und Therapie des Säuglingsalters und das Laboratorium
nimmt in der klinischen Arbeit einen immer breiteren Raum ein.
Nach dieser Richtung gebührt unstreitig den deutschen Kinder-
ärzten die führende Rolle, die sie auch heute behaupten; mit den
Namen des hochverdienten, nunmehr in Ruhestand getretenen
Meisters der Berliner Lehrkanzel, O. HEUBNER (Abb. 88), des
AD. CZERNY, Professor in Berlin (Abb. 89), des aus der Schule von
HEUBNER und BAGINSKY hervorgegangenen H. FINKELSTEIN
(Abb. 90) sind in erster Reihe jene schönen Leistungen verknüpft,
mit deren Hilfe CZERNY, sowie FINKELSTEIN auf exakt-wissen-
schaftlicher Grundlage imstande waren, ein System in das Labyrinth

der Säuglingsernährungsstörungen zu bringen. Den Ausgangs-
punkt all dieser überaus erfolgreichen Arbeiten bildeten die bahn-
brechenden bakteriologischen Untersuchungen unseres frühver-
storbenen Kollegen ESCHERICH (Abb. 91), sowie jene grundlegenden Stoffwechselstudien, die von dem vor wenigen Jahren
verstorbenen verdienstvollen deutschen Kollegen CAMMERER SEN.

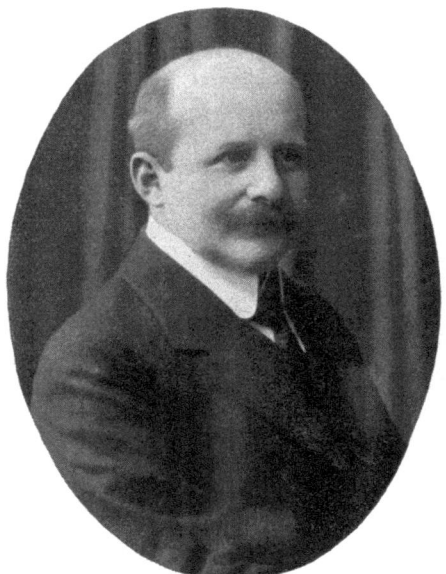
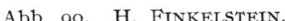
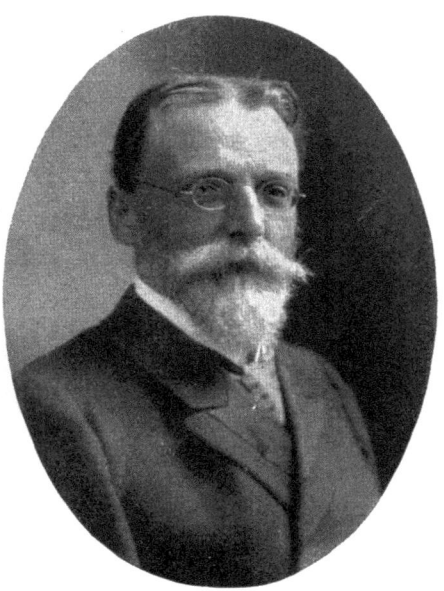

Abb. 90. H. FINKELSTEIN.   Abb. 91. TH. ESCHERICH.

(Abb. 92) im Verein mit dem Chemiker SÖLDNER durchgeführt,
noch im Jahre 1894 publiziert und mit dem STIEGEL-Preis ausgezeichnet wurden.

Der Fortschritt auf diesem Gebiet war in dieser letzten, kaum
zwei Dezennien umfassenden Periode ein wahrhaft rapider, so,
daß jener Arzt, der die Literatur über die Ernährungsstörungen
der Säuglinge in den letzten Jahren außer acht ließ und in einem
jüngst erschienenen Lehrbuch die bezüglichen Kapitel durchliest,
diese selbst nach wiederholtem Lesen kaum verstehen und das
Werk verzweifelt weglegen wird. Diese nur scheinbare babylonische
Verwirrung wird durch neue Begriffe und neue Prinzipien herbei-

geführt, die unsere alten Anschauungen und therapeutischen
Methoden vollkommen umgestaltet haben. Jene, die unter der
Führung von HEUBNER, CZERNY und FINKELSTEIN diese Lehre
so erfolgreich ausgebaut haben, machten sich manchmal vielleicht
auch Übertreibungen schuldig, doch haben sie zweifellos das tiefe
Dunkel, das auf dem Gebiet der Pathogenese und der Ätiologie der

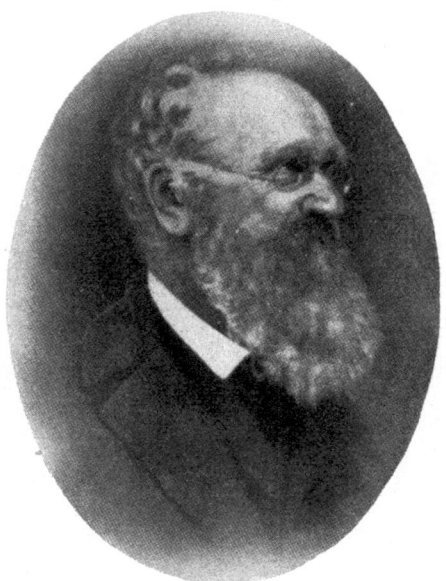

Abb. 92. CAMMERER SEN.

Ernährungsstörungen der Säuglinge herrschte, mit glücklicher
Hand beseitigt, und sie haben die Behandlung durch Zurückstellen
der medikamentösen Therapie und Bevorzugung der diätetischen
Behandlung auf richtige Grundlagen gestellt. Mit Genugtuung
konstatiere ich, daß zu dem Ausbau dieser Lehre meine jüngeren
ungarischen Fachkollegen (N. BEREND, P. HEIM usw.) gar manchen
wertvollen Baustein beigetragen haben.

Wir müssen jedoch gestehen, daß, obwohl umfangreiche klinische
Beobachtungen und großzügige Laboratoriumsuntersuchungen die
früheren Anschauungen vollkommen geändert haben und der
Fortschritt wahrhaft rapid ist, dennoch eine ganze Reihe von

Problemen noch der Lösung harrt. Außer der Lehre von den Ernährungsstörungen im Säuglingsalter zeigt auch die Klärung
von zahlreichen, im Säuglingsalter wenig bekannten, oder unge-
nügend geklärten Krankheitsbildern große Fortschritte. So sei
nur auf den Ausbau der Konstitutionslehre verwiesen (CZERNY),
auf Grund der bezüglichen Studien sehen wir nunmehr klar, einen
wie mächtigen Faktor die Konstitution für den Verlauf der einzelnen pathologischen Prozesse bedeutet, wir verzeichnen ferner
bedeutende Fortschritte unserer Kenntnisse auf dem Gebiet der
Krämpfe des Säuglingsalters, der Klarstellung des Krankheitsbildes der Pyelocystitis usw. usw.

Die namentlich in Deutschland erschienenen wissenschaftlichen
Publikationen erweckten beinahe den Anschein, als ob sich die Pädiatrie nur auf die Pathologie und Therapie von Kindern bis zum Alter
von zwei Jahren erstrecken würde; diese Auffassung wurde durch
die Propagierung der Idee der „Kleinkinder-Klinik" und durch
die Erklärung des damals noch in Kiel wirkenden Internisten,
Prof. QUINCKE anscheinend bestätigt, daß nach dem dritten
Lebensjahr „die Krankheiten der Kinder die gleichen sind wie die
der Erwachsenen". Die seit langer Zeit geschaffene Definition der
Kinderheilkunde schien erschüttert und es bestand Gefahr, daß
im Sinne der Auffassung von QUINCKE die das dritte Lebensjahr
überschrittenen kranken Kinder in die Spitäler für Erwachsene
zurückwandern. Das wäre mit einem großen Rückschritt gleich-
bedeutend und wir würden damit zurücksinken in die Epoche
LUDWIGS XVI. Die Gefahr war aber nur eine scheinbare;
in kinderärztlichen Kreisen wurde die bezeichnete Auffassung
nicht geteilt — vielleicht mit der Ausnahme von CZERNY, der,
während er in Breslau als Professor wirkte (1905), noch die Ansicht
von QUINCKE teilte — und ein alter Vertreter unseres Faches,
BAGINSKY, führte in Beantwortung der Darlegungen von QUINCKE
mit überzeugender Motivierung aus, daß die frühere Definition der
Pädiatrie uneingeschränkt auch weiterhin bestehen bleibt, was
auch durch das in der gemeinsamen Redigierung von PFAUNDLER
und SCHLOSSMANN 1906, später 1910 erschienene vierbändige
glänzende Werk demonstriert wird.

Wir teilen keineswegs jene Anschauung unseres illustren Kollegen
CZERNY: „eine Kinderklinik muß so eingerichtet sein,

daß sie in erster Linie Kinder der ersten zwei Lebens-
jahre aufnehmen kann", und „daß die älteren den medizinischen Kliniken zugewiesen werden sollen", ferner
daß „für die Entwicklung der Kinderheilkunde erscheint
es mir geradezu notwendig, die Orthopädie und Chirurgie
aus den Kinderkliniken auszuschließen"[1]).

Meine Überzeugung geht dahin, daß jede einzelne Kinderklinik, resp. jedes Kinderspital gerade im Interesse
unserer Fachwissenschaft derart eingerichtet und aus-
gerüstet sei, daß dort jedes Kind, von den Neugeborenen
bis zur Grenze des Jugendalters, das an einer beliebigen
Krankheit leidet, Unterkunft, fachgemäße Pflege und
Behandlung finde. Eben deshalb ist es unbedingt notwendig,
daß der Chirurg, der Orthopäde, der Kehlkopf-, Augen- und Ohren-
spezialist jederzeit in engem Kontakt mit dem leitenden
Pädiater stehe, denn wie anders wäre sonst die fachgemäße
Behandlung durchzuführen, wenn bei dem an Influenza oder
Scharlach erkrankten Kinde Mastoiditis auftritt, die dringend eine
Trepanation erfordert, wohin sollen wir das kleine Kind schicken,
das einen Fremdkörper verschluckte und Suffokation aufgetreten
ist, oder das Kind mit Stridor, das eine Strumektomie benötigt,
oder aber die jungen Säuglinge mit Pes varus, oder die an Pylorus-
hypertrophie leiden und eine Pylorotomie benötigen, die an
Meningokele, oder Sakraltumoren leidenden Kleinen, oder die
Kinder mit Invagination, Appendicitis, oder aber die an Diplo-
kokkus-Peritonitis leiden, wo operative Eingriffe dringend nötig
sind usw. usw. Würden wir die Ansicht von CZERNY akzeptieren,
so würde der Pädiater das prächtige und reiche Krankenmaterial
des „Grenzgebietes" vollkommen aus den Händen geben,
was unserem Fachwissen auch vom Standpunkt des
Unterrichtswesens kaum zum Vorteil gereichen würde.

Die Ausgestaltung der Säuglingsdiätetik und der Pathologie und
Therapie des Säuglingsalters auf modernen Grundlagen hatte
naturgemäß auch eine gründliche hygienische Umgestaltung der
alten Säuglingsspitäler und Abteilungen, sowie der Findelhäuser
zur Folge und die richtige Lösung wurde durch J. GRANCHER

---

[1]) AD. CZERNY, Zum 10jährigen Bestande der Univers.-Kinderklinik zu Breslau.
Jahrb. f. Kinderheilk. 61. 1905.

mächtig gefördert, der in der pädiatrischen Sektion des internationalen Ärztekongresses in Paris 1900 eine geniale Idee für die Verhütung der Spitalsinfektion gab, welche Kontaktinfektionen die Tätigkeit der Säuglingsspitäler, Abteilungen und der Findelhäuser aus früheren Zeiten so traurig beeinflußt haben, ebenso, wie sie auch die erfolgreiche Tätigkeit so mancher Masern-, Diphtherie- und Scharlachabteilungen sehr oft dauernd und für längere Zeit gelähmt haben.

Bekanntlich waren insbesondere die Masern- und Diphtherieabteilungen solchen Infektionen ausgesetzt. Diese traurigen Erfahrungen bewogen den hervorragenden Pariser Kliniker, die Bekämpfung solcher Kontaktinfektionen zum Gegenstand gründlicher Studien zu machen. Das bedeutsame Resultat dieser Studien bildete die Einrichtung, die von GRANCHER im Pariser „Hôpital des enfants malades" geschaffen wurde, mit welcher Einrichtung GRANCHER das Prinzip des „Isolement dans l'isolement" durchgeführt hat, indem er für jedes Kind ein abgesondertes Box errichtete. Mit dieser Einrichtung und mit der möglichst strengen Durchführung der „antisepsie médicale" erzielte er das Resultat, daß er z. B. in der Masernabteilung, wo die Mortalität während der Tätigkeit seiner Vorgänger ARCHAMBAULT und PARROT oft auch 25% überstieg, die Sterblichkeit auf 5—6% herabdrücken konnte, und zwar ausschließlich durch die Verhinderung der Kontaktinfektionen (Nasendiphtherie, katarrhalische Lungenentzündung usw.)[1].

Das von GRANCHER aufgestellte Prinzip wurde auf Grund der Erfahrungen in Paris stufenweise auch in anderen neuerrichteten Infektionsspitälern und Abteilungen durchgeführt und die sog. „demibox" - Einrichtung in solchen Abteilungen ist im Ausland bereits allgemein gekannt und gewürdigt. Wie kühn einzelne Fachleute auf Grund der vorzüglichen Resultate dieses sog. „isolement cellulaire" vorzugehen wagen, beweist das Pariser Hôpital Herold. In einem Pavillon dieses Spitals besaß LESAGE auf Grund seiner Annahme, daß Infektionen immer im Wege der Tröpfcheninfektion nach FLÜGGE zustande kommen, den Mut, in den beiden großen Krankensälen des Pavillons, die

---

[1] GRANCHER, Un service antiseptique de médicine. Statistique de dix années. XIII. Congrés international de Médicine. Paris 1900.

rechts und links mit Reihen von Demibox versehen sind, die Türen haben und in der oberen Hälfte frei kommunizieren, dabei eine spezielle Ventilation besitzen, auf die LESAGE großes Gewicht legt — die Betten ohne Auswahl mit infektiösen und nicht infektionskranken Kindern zu belegen, ebenso, wie der Hôtelbesitzer die Zimmer ohne Wahl seinen Gästen vermietet.

Das Verfahren von LESAGE, dessen Neuartigkeit die Retorten der Kritik noch nicht passiert hat, ist meiner Ansicht nach nicht nachahmenswert, dagegen erscheint es notwendig, daß das von GRANCHER inaugurierte Box-System, vielleicht in der Form der sog. „Paravent - Box" in den Infektionsabteilungen, sowie auch bei Schaffung von Säuglingsspitälern eingeführt werde. Diesbezüglich bemerkt HUTINEL treffend: „le type de l'hôpital d'enfants devoit être pour les infectés et les fiévreux un hôpital cellulaire".

SCHLOSSMAN führte vor kurzem in einem Aufsatz über die 15jährige Tätigkeit der in seiner Anstalt in Cöln befindlichen Beobachtungsstation folgendes aus: „Legt man die Kranken so weit auseinander, daß sie sich nicht berühren können, daß ihre Ausscheidungsprodukte auch beim Husten, Niesen, Erbrechen usw. die anderen Mitbewohner des Raumes nicht treffen können, vermeidet es der Arzt und die Pflegerin, direkt, oder indirekt infektiöses Material von einem Bett zum anderen zu übertragen, so kommt eine Ansteckung auch nicht zustande." Wir leugnen keineswegs, daß SCHLOSSMAN recht haben mag, wenn diesen Bedingungen exakt entsprochen wird, das ist aber nur dort möglich, wo das Krankenmaterial gering ist und die Abteilung sich in einer so günstigen Lage befindet, daß ein bedeutender finanzieller Aufwand ertragen werden kann.

Mit dem LESAGE-Verfahren ist die von ESCHERICH in der Wiener Kinderklinik geschaffene Boxstation[1]) nicht zu verwechseln. Die sog. „neutralen" Isolierzimmer dieser Station bilden vollkommene Boxes mit kompletten Glaswänden, sie dienen zur Unterbringung von Kranken mit verdächtigen, oder gemischten Infektionen. In dieser Station ist die Frage des Krankenbesuches besonders genial gelöst, indem ein „neutraler Mittelgang"

---

[1]) C. v. PIRQUET, Die Boxstation der neuen Wiener Kinderklinik. KASSOWITZ, Festschrift 1912.

errichtet wurde, der es den Eltern ermöglicht, ihr Kind zu sehen, ohne mit dem Kranken in Berührung zu kommen.

Daß die Umgestaltung der Säuglingsspitäler und Abteilungen, sowie der Findelhäuser auch noch zu Beginn des 20. Jahrhunderts dringend notwendig war, geht aus dem Umstand hervor, daß selbst bei dem Säuglingsmaterial der Berliner Charité 1896 die Mortalität zwischen 70 und 80% schwankte. Schlossmann, ein hervorragender Vertreter unseres Faches, zitiert in seiner 1902 erschienenen gründlichen Studie „Über Errichtung und Einrichtung von Säuglingskrankenanstalten" zur Charakterisierung dieser Spitäler die treffende Fabel Aesops: als der kranke Löwe die Tiere in seine Höhle einlud, sie der Einladung unbedacht Folge leisteten und ihrer naiven Leichtgläubigkeit zum Opfer fielen, überschritt der schlaue Fuchs die Schwelle der Höhle nicht, weil: „nulla vestigia retrorsum" (hinaus führt keine Spur).

Die modernen Säuglingsabteilungen und Säuglingsspitäler wurden unter der nach allen Richtungen hin durchgeführten Reinlichkeit im ärztlichen Sinne bei exakter Beobachtung der Prinzipien der zweckmäßigen Ernährung und mit hochgradiger Entwicklung sorgfältiger Pflege umgestaltet und sie entfalten heute — obwohl die überwiegende Mehrzahl der zur Aufnahme gelangenden Säuglinge aus künstlich ernährten Kindern in ziemlich herabgekommenen Zustand besteht — eine so erfolgreiche Tätigkeit, von der wir vor kaum wenigen Jahren nicht zu träumen wagten. Und wenn heute jemand ein solches modernes Säuglingsspital, oder eine Abteilung aufmerksam besichtigt und dort bei peinlichster Reinlichkeit die pedanteste Ordnung in der Versorgung der Säuglinge findet — besonders aber, wenn er das unter dem Protektorat und aus der Munifizenz der früheren Kaiserin von Deutschland errichtete großzügige Augusta-Viktoria-Haus in Charlottenburg besichtigt, das unter der fachgemäßen ärztlichen Leitung von Langstein steht und erst vor kurzem das Jubiläum seines zehnjährigen Bestandes feierte — so wird er jedenfalls mit Wohlgefühl die segensreiche praktische Geltendmachung der Fortschritte unserer Wissenschaft im praktischen Leben konstatieren.

Die modernen Säuglingsspitäler brachten die Vervollkommnung in der Behandlung der Kuhmilch mit sich und auf diesem Gebiet hat

unser 1917 verstorbener amerikanischer Fachkollege L. Coit
(Abb. 93) hervorragende Verdienste erworben, mit seinem Namen
ist die Schaffung und Organisierung der „Certified-milk"-
Institution in den Vereinigten Staaten verknüpft.

Die von den Kinderärzten so erfolgreich entwickelte Kinder-
schutz-Institution wurde organisatorisch derart ausgebaut, daß
als Fortsetzung der französischen „Gouttes de lait"-Kongresse

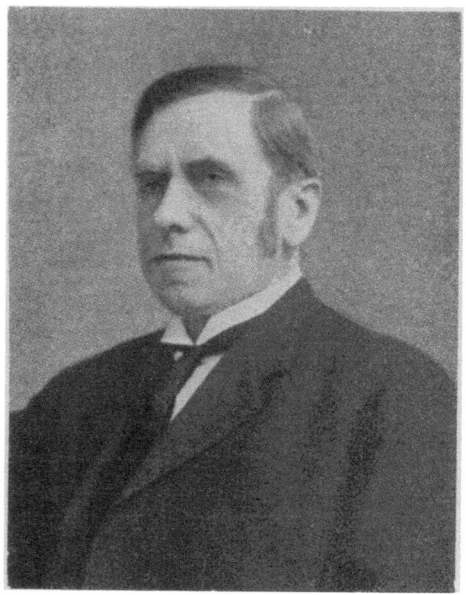

Abb. 93. L. Coit.

(Paris 1905, Brüssel 1907) im Jahre 1911 in Berlin der glänzend
gelungene III. internationale Säuglingsschutz-Kongreß
zustande kam und es gehört zu den schönsten Erinnerungen meines
Lebens, daß ich im Auftrag unserer Regierung eine ansehnliche
Gruppe unserer ungarischen Kinderärzte dorthin führen und im
deutschen Reichstagsgebäude anläßlich der Eröffnungssitzung
die glänzende und zahlreiche Versammlung im Namen unseres
Vaterlandes begrüßen konnte. Den Beweis, daß das Ungartum
hier die ihm zukommende Position innehatte, liefert die Tatsache,
daß anläßlich der Plenar-Eröffnungssitzung einer der hervor-

ragendsten Arbeiter des ungarischen sozialen Kinderschutzes, PAUL RUFFY auf Grund der amtlichen Betrauung einen Vortrag über den ungarischen staatlichen Kinderschutz hielt.

Diesem Kongreß schloß sich eine ganze Reihe von segensreichen sozialen Bewegungen an, deren Einfluß auf die Besserung der Lage nicht gering geschätzt werden darf, besonders, wenn wir uns erinnern, daß, wie wir bereits im ersten Kapitel dargelegt haben, unter dem Einfluß von ROUSSEAUS „Emile" die französischen Mütter Ende des 18. Jahrhunderts von einer wahren „Stillwut" ergriffen werden, und als vor mehreren Jahren das berühmte Stück von BRIEUX „Les remplaçantes" aufgeführt wurde, sank die Zahl der stillenden Ammen bei den wohlhabenden Pariser Familien innerhalb kurzer Zeit von 8000 auf 5000 und in den vornehmen Pariser Häusern wurde das Stillen durch die Mutter, wenigstens für einige Zeit wieder Mode.

Das stufenweise Sinken der Natalitätsziffer in den meisten Kulturstaaten und die berechtigte Furcht vor der Depopulation hatte naturgemäß die möglichst intensive Durchführung der Bekämpfung der Infektionskrankheiten zur Folge. Welch intensive Tätigkeit unser Spezialfach im 20. Jahrhundert auf diesem Gebiet mit Hilfe der Kooperation der Fachkräfte zu entfalten imstande war, wird durch das auf breiter Grundlage durchgeführte Studium der Kinderlähmung treffend illustriert, hierfür bot sich leider nahezu überall reiche Gelegenheit.

Das häufig gruppenweise erfolgende Auftreten der Kinderlähmung in einzelnen Gegenden war manchen Ärzten schon vor Jahrzehnten aufgefallen (BERGENHOLTZ 1868) und bekanntlich waren seit 1876 auf der skandinavischen Halbinsel in Schweden und in Norwegen wiederholt Epidemien von geringerem Umfang beobachtet worden (MEDIN), daß aber Erkrankungen auch massenhaft auftreten können und daß die Krankheit ausgesprochen in der Form von ausgebreiteten Epidemien in Erscheinung treten kann, ist eine interessante Erfahrung, die erst in den letzten Jahren gewonnen wurde.

Im Jahre 1905 haben besonders die in Schweden und in Norwegen ausgebrochenen, umfangreichen und hohe Erkrankungsziffern aufweisenden Epidemien, die anscheinend aus Göteburg ihren Ausgang nahmen, das an der Grenze der beiden Staaten liegt, die Aufmerksamkeit der Fachkreise besonders auf die HEINE-MEDIN-Krankheit gelenkt; die meisterhaften Studien der schwedischen und norwegischen Fachkollegen über diese beiden Epidemien (die Arbeiten von WICKMANN, HARBITZ und SCHEEL, JOHANESSEN usw.) haben überall das größte Aufsehen erregt und die Aufmerksamkeit der Fachkreise darauf gelenkt, zu beobachten, ob die Kinderlähmung nicht auch auf dem Gebiet ihres Wirkens gruppenweise, oder epidemisch auftritt.

Die auf dem Gebiet der Vereinigten Staaten, im Staate New-York und in New-York selbst 1907 aufgetretene Poliomyelitis-Epidemie, der bald die auf dem Gebiet des Staates Massachusets auftretende Epidemie folgte, zeigte bereits erschreckend hohe Erkrankungsziffern und lenkte die Aufmerksamkeit noch mehr auf dieses Leiden und die Ärzte der Vereinigten Staaten begannen sofort mit vereinigten Kräften die Sammlung von statistischen Daten und das ernste, nach allen Richtungen hin geführte Studium der Fälle, um eine Erklärung für dieses unter rätselhaften Umständen auftretende Aufflammen der ausgedehnten Epidemie bieten zu können. Zu erwähnen ist, daß die in den Vereinigten Staaten durchgeführte Datensammlung von der neurologischen Gesellschaft in New-York, von der pädiatrischen Sektion der ärztlichen Akademie in New-York, von der Leitung des Rockefeller-Instituts unter der Leitung von FLEXNER und von dem New-Yorker Sanitätsamt mit dem bekannten Neurologen B. SACHS an der Spitze eingeleitet wurde, sie haben auch die Daten aufgearbeitet; das Ergebnis dieser Arbeit ist der vollendete Bericht, der 1910 in einem selbständigen Band, mit den ergänzenden Bemerkungen von V. KRAUSE auch in deutscher Sprache erschienen ist.

Das Studium dieser sog. Poliomyelitisepidemien bildete keine ausschließlich wissenschaftliche, sondern mit Rücksicht auf die nach dem Überstehen der Krankheit zurückbleibenden Lähmungen auch eine volkswirtschaftliche Frage. Das erhellt auch aus dem Umstand, daß 1905 in Norwegen die Zahl der Erkrankungen 918, in Schweden aber im selben Jahre mehr als 1000 war; im Staate New-York und zwar in New-York selbst und in dessen unmittelbarer Umgebung wurden 1907 insgesamt 2500 Fälle konstatiert, in den folgenden Jahren mehrten sich die Erkrankungen derart, daß 1910 auf dem Gebiet der Vereinigten Staaten bereits nahezu

9000 Erkrankungen zur Kenntnis der Behörden gelangten, mit
einer Mortalitätsziffer von 13,75% und mit der Riesenzahl der
ständigen Lähmungen (s. Abb. 94).

Die Epidemien in Deutschland (Epidemien in Westfalen, Hessen-
Nassau, Hannover, Schlesien, Pomeranien), die der Epidemie in
Schweden und Norwegen folgten, ferner die auf dem Gebiet von
Österreich auftauchenden Epidemien (Niederösterreich, Steier-
mark), ferner die in Paris sowie in Frank-
reich auch an anderen Orten beobachteten
Epidemien geringeren Umfanges, sowie die
aus Holland, Schweiz, England, Spanien,
Italien und Rußland (Finnland) sowie aus
Cuba, Australien usw. stammenden Publikationen haben bei uns allen, die wir die in
den letzten Jahren immer mehr zunehmende
und einen wahren Schatz von klinischen,

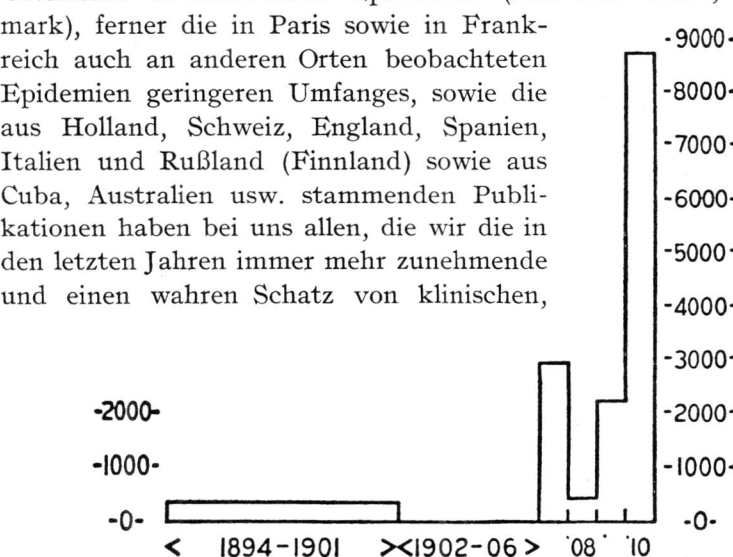

Abb. 94. Die Morbiditätsstatistik der Paralysis infantum
in den Vereinigten Staaten von 1894—1910.

pathologischen, sowie epidemiologischen Daten enthaltende Literatur mit Aufmerksamkeit verfolgten, die Überzeugung erweckt,
daß das 20. Jahrhundert die traurige Charakteristik aufweist, daß
die Kinderlähmung, die wir seit 1840, also seit dem Erscheinen der
klassischen Arbeit des hochberühmten Arztes in Stuttgart, JACOB
v. HEINE, bis nun sozusagen nur sporadisch auftauchen sahen,
infolge des Zusammenwirkens unbekannter Ursachen überall mehr
oder weniger in epidemischer Form aufzutreten beginnt.

Das Studium dieser Epidemien war zum größten Teil den Kinderärzten zu verdanken; an dieser internationalen Arbeit konnte auch
ich mit der Bearbeitung der ungarischen Epidemie im Jahre 1911
teilnehmen. Die Ergebnisse dieser Arbeit habe ich dem kinder-

ärztlichen Kongreß in Paris 1912 unterbreitet, und ich konnte es bei uns in Ungarn durchführen, daß unser Ministerium des Inneren bereits 1912 die obligatorische Meldepflicht für die Fälle von Kinderlähmung angeordnet hat, mit welcher Regierungsverfügung wir den meisten Kulturstaaten vorauseilten.

Die in der ganzen Welt durchgeführten präzisen und zahlreichen Beobachtungen haben auch das von HEINE 1840 klassisch beschriebene klinische Bild wesentlich umgeformt, dieser Umstand zwang uns, die von CHARCOT empfohlene Bezeichnung: Poliomyelitis anterior acuta aufzugeben und auf Empfehlung des früh verstorbenen Schweden, IVAR WICKMAN benützen wir seit 1907 zur präziseren Bezeichnung des Leidens den Namen: HEINE-MEDIN-Krankheit, der es ermöglichte, der ursprünglichen Krankheitsform die von MEDIN und WICKMAN plastisch gezeichneten Krankheitsformen anzuschließen. Die vollständige Klarstellung dieses pathologischen Prozesses steht heute bereits dem Abschluß nahe, indem die hervorragenden Mitarbeiter des Rockefeller-Instituts FLEXNER und sein japanischer Mitarbeiter NOGUCHI das infizierende Agens in Reinkultur dargestellt haben und so den Weg zur Annäherung der Prophylaxe gebahnt haben.

Außer der HEINE-MEDIN-Krankheit fesselten zu Beginn des 20. Jahrhunderts zwei weitere epidemische Krankheiten die Aufmerksamkeit der Pädiater in erhöhtem Maße: die epidemische Genickstarre und jene eigenartige Form der Influenza, die jüngst in der Literatur allgemein unter der Bezeichnung: spanische Krankheit registriert wurde.

Die Meningitis cerebrospinalis hat bekanntlich gleich zu Beginn des 19. Jahrhunderts die Ärzte stark beschäftigt, als 1805 in der Schweiz auf dem Gebiet von Genf eine sehr ausgedehnte und schwere Epidemie herrschte. Zu Beginn des gegenwärtigen 20. Jahrhunderts (1904—1907) trat die Krankheit in Europa, wie auch in Amerika, namentlich in den Vereinigten Staaten so vehement auf, daß die Cerebrospinal-Meningitis-Epidemien des 19. Jahrhunderts durch diese in Schatten gestellt wurden. Die publizierten Daten waren namentlich im Staate New-York, in Oberschlesien und im Osten von Russisch-Polen geradezu erschreckend. Das Studium dieser Epidemie eiferte die Pathologen und die Pädiater der verschiedenen Staaten zu eingehender wissenschaftlicher Arbeit an

und diese intensive Arbeit resultierte den nahezu vollendeten Aus-
bau der Pathologie der Meningitis cerebrospinalis und die Begründung ihrer Serumtherapie (FLEXNER, KOLLE-WASSERMANN,
JOCHMANN, RUPPEL, PALTAUF). Anläßlich der Epidemie in
Preußisch-Schlesien fiel besonders der Umstand auf, daß die
Krankheit speziell bei den Familien und den Kindern der
Kohlengrubenarbeiter verhältnismäßig sehr häufig beobachtet
wurde, diese Beobachtung führte sodann zu der wichtigen wissenschaftlichen Frage, inwieweit die Kohlengruben die epidemische
Verbreitung der Krankheit fördern können. Es bildet das Verdienst
von JEHLE und LINGELSHEIM, daß sie in Verbindung mit diesen
Erfahrungen auf die hervorragende epidemiologische Bedeutung
der Meningokokkenträger verwiesen haben. Die QUINCKEsche
Lumbalpunktion, die von ihrem Erfinder 1891 anläßlich des
Internistenkongresses in Wiesbaden publiziert wurde, und die
seither in die Praxis eingeführt ist, hat während der wiederholt
auftretenden Zerebrospinal-Meningitis-Epidemien des 20. Jahrhunderts (1905—1906—1915) ihre hervorragende praktische Bedeutung vollauf bestätigt.

Hier wollen wir erwähnen, daß der Meningokokkus intracellularis
JÄGER-WEICHSELBAUM (1886—1887) bei lebenden Menschen in
der durch Lumbalpunktion gewonnenen Cerebrospinalflüssigkeit
1896 von HEUBNER zuerst nachgewiesen wurde.

Die Influenzaepidemie des Jahres 1918, die sog. „spanische
Krankheit" fegte geradezu als Pandemie über ganz Europa
hinweg und zeigte in Ausbreitung und Malignität große Ähnlichkeit
zu den berüchtigten Pandemien des 18. Jahrhunderts[1]); sie befiel
neben Erwachsenen besonders im mittleren Alter befindliche
Kinder. Die charakteristische Natur der Erkrankungen während
dieser Epidemie wurde auch in der Kinderpraxis in auffallender
Weise beobachtet und trat nicht nur in der Form von eigenartigen,
Lungenentzündungen malignen Charakters in Erscheinung, sondern
dokumentierte sich besonders in schweren Symptomen, die seitens
des Kehlkopfes und der Luftröhre auftraten, durch welche das
Bild des diphtheritischen Krupp nicht nur symptomatisch, sondern
auch in seiner pathologisch-anatomischen Erscheinung täuschend

---

[1]) L. E. KORMAN, Influenza. GERHARDTS Handb. d. Kinderkrankh. Nachtrag I.

ähnlich nachgeahmt wurde. Auf diese Komplikation lenkten
STETTNER (Erlangen) und SIMMONDS aus dem St. Georgs-Spital
in Hamburg zuerst die Aufmerksamkeit der Kinderärzte, gleichzeitig mit diesen veröffentlichte auch das Stefanie-Kinderspital
in Budapest eine Publikation über ähnliche interessante Erfahrungen. Die Encephalitis lethargica und Encephalitis choreiformis,
mit welchen Krankheitsbildern sich die Nervenärzte und Internisten als aus Influenza sich entwickelnden Erkrankungen erst in
jüngster Zeit zu beschäftigen beginnen, haben auch die Aufmerksamkeit der Pädiater in hohem Maß gefesselt.

Das erste Jahr des 20. Jahrhunderts hat die Zahl der akut
infektiösen Exantheme um eine vermehrt, und nach der Rubeola,
die anläßlich des internationalen Ärztekongresses in London 1881
endgültig aus der Morbilligruppe ausgeschieden wurde, folgte nun
1900 die Differenzierung der aus dem Krankheitsbild der Scarlatina
resp. der Rubeola ausscheidenden „vierten Krankheit". Mit
dem Ausdruck „die vierte Krankheit" (fourth disease) begegnen
wir zuerst 1900 in der Literatur, in der Nummer des Lancet vom
14. Juli. Diese Nummer veröffentlicht nämlich die Publikation
des Senior Physician des Rugby-Hospitals und Arztes der Rugby-
School CLEMENT DUKES unter dem Titel „On the confusion
of two different diseases under the name of rubeola", in
dieser kommt zuerst die Benennung „fourth diseases" vor und
wenn wir unsere Fachliteratur von diesem Zeitpunkt angefangen
durchblättern, so finden wir, daß sich mit dem Studium der
vierten Krankheit besonders englische Fachmänner beschäftigt
haben und die bezügliche Literatur nahezu ausschließlich in den
Spalten des Lancet, British Med. Journal und des in London
erscheinenden The Journ. of State - Medicine (I. I. WEAWER)
zu finden ist. Es handelt sich um dasselbe Krankheitsbild, das von
dem verdienstvollen russischen Kinderarzt NIL FILATOW bereits
1885 beschrieben und in seinen 1896 erschienenen Vorträgen unter
dem Namen Rubeola scarlatinosa als selbständiges Krankheitsbild aufgestellt worden ist. Deshalb figuriert auch die vierte
Krankheit heute in der Literatur auf meine Anregung unter der
Bezeichnung: FILATOW-DUKES-Krankheit. Wir müssen jedoch
gestehen, daß hier noch weitere genaue Beobachtungen erforderlich
sind, ebenso wie auch bei dem sog. „Megalerythema infec-

tiosum", um dasselbe als fünftes akut-infektiöses Exanthem in die Pathologie einzuführen.

Auf dem Gebiet der Scharlachbehandlung entwickelt sich zu Beginn des 20. Jahrhunderts eine neue Richtung. In der Wanderversammlung der deutschen Naturforscher und Ärzte zu Karlsbad 1902 veröffentlichte nämlich Dozent P. MOSER seine Erfahrungen, die er an der Wiener Kinderklinik unter der Leitung von ESCHERICH mit dem sog. „polyvalenten" Scharlach-Streptokokkenserum gemacht hat. Diese Veröffentlichung erregte berechtigtes Aufsehen, sie entfesselte jedoch schon in der Karlsbader Versammlung lebhafte Diskussion und viele beurteilten die Resultate von ESCHERICH-MOSER von Anbeginn sehr skeptisch. Das polyvalente Scharlachserum hat seither in der Praxis Fuß gefaßt, obwohl es auch heute entschiedene Gegner besitzt. Die spezifische Wirkung des MOSER-PALTAUF-Serums wurde besonders durch jene zahlreichen Heilversuche bestätigt, die in erster Reihe durch russische Kinderärzte durchgeführt wurden. In der Sitzung der Moskauer pädiatrischen Gesellschaft vom 14. April 1904 referierte W. KOLLY über die ersten russischen therapeutischen Versuche die im Morosow-Kinderspital in Moskau durchgeführt wurden, ihm folgte alsbald die Publikation von N. WLASSJEWSKY gleichfalls in Moskau; seither wurde eine ganze Reihe von Publikationen über diesen Gegenstand veröffentlicht, unter den ersten derselben meine zwei Vorträge, in welchen ich auf Grund meiner Erfahrungen ebenso wie ESCHERICH-MOSER und meine russischen Kollegen, das betreffende Serum als spezifisches für die Scharlachbehandlung bezeichnete. Die therapeutischen Versuche, die in der jüngsten Zeit mit dem Serum von Scharlachrekonvaleszenten durchgeführt wurden, bieten uns hoffnungsvolle Perspektive nicht nur für die Therapie, sondern mit Hinsicht auf die bei Masern, mit Masern-Rekonvaleszentenserum erzielten überaus erfolgreichen prophylaktischen Schutzimpfungen (PFAUNDLER-R. DEGKWITZ 1920) auch für die Prophylaxe.

Die Heilserumtherapie der Diphtherie setzte auch im 20. Jahrhundert ihren Siegeszug fort und das aufsehenerregende Werk von BINGEL[1]), der dem Normalserum von Pferdeblut die gleiche Heil-

---

[1]) A. BINGEL (Braunschweig), Über Behandlung der Diphtherie mit gewöhnlichem Pferdeserum. VOGEL, Leipzig 1918.

wirkung zuschreibt, wie dem Diphtherieserum, hat unser Ver-
trauen in die Wirksamkeit des Heilserums keineswegs erschüttert
und die These, daß bei Diphtherie der Arzt die Pflicht hat, das
Heilserum anzuwenden, besteht auch heute uneingeschränkt zu
Recht. Gewisse Nachteile der Heilserumtherapie waren bereits
seit Beginn derselben (September 1894) bekannt, die Gesamtheit
der Schädigungen, die durch Heilserum evtl. verursacht werden
können, wurden von PIRQUET und SCHICK 1905 mit dem Namen
Serumkrankheit bezeichnet. Ihre Publikationen unterschieden
zuerst zwischen normaler, beschleunigter und sofortiger Reaktion,
und die Studien von RICHET, ARTHUS, R. OTTO, ferner von PIRQUET
und SCHICK wiesen nach, daß die beschleunigte, resp. sofortige
Reaktion in solchen Fällen auftritt, wo der Organismus 3—6 Wochen
vorher, ev. vor Monaten, oder Jahren mit dem Blut derselben
Tierspezies einmal bereits geimpft worden ist. Diesen Zustand
bezeichnete CH. RICHET (1902) als „anaphylaktischen" Zustand. Zur Eliminierung der Anaphylaxie schlugen WOLF-EISNER
bei nach Verlauf längerer Zeit notwendigen neuerlichen Serum-
darreichungen das Serum von anderen Tierarten, z. B. des Maul-
tieres, der Kuh usw. vor und einzelne Serumproduktionsanstalten
beschäftigen sich heute bereits eingehend mit der Herstellung von
sog. „anallergischen" Serum.

Seit einigen Jahren befaßt sich F. v. SZONTAGH (Budapest) eingehend mit dem schwierigem Problem der Disposition[1]. Ich
registriere dies ohne jedwede kritische Bemerkung, da v. SZONTAGH
selbst noch zu keinem entgültigen Abschluß seiner bisher ziemlich
isolierten Auffassung gelangt ist.

Die von P. EHRLICH eingeführte Salvarsantherapie hat auch die
Behandlung der Lues des Kindesalters erheblich umgestaltet.
Bei der Behandlung der Lues congenita hat jedoch EHRLICH in der
berühmten Sitzung in Frankfurt a. M. im Jahre 1910 die praktisch
wichtige Frage aufgeworfen, ob die intraglutaeale Anwendung von
Salvarsan bei Säuglingen infolge des evtl. in großen Mengen
erfolgenden Freiwerdens von Endotoxinen nicht schädlich wirken
wird und ob es nicht geraten wäre, vorerst die stillende Mutter mit
Salvarsan zu behandeln, worauf die mit der Milch in den Säuglings-

---

[1] Über Disposition. Berlin 1918. Karger.

organismus eingeführten Antikörper infolge ihrer giftbindenden Wirkung die evtl. schädliche Wirkung der späteren Injektion bei dem Säugling, dessen Zustand durch die indirekte Behandlung bereits gebessert wurde, paralysieren, resp. vollkommen verhindern können. Die Versuche in der Kinderpraxis setzten daher ein, mit welcher Skepsis jedoch die Salvarsanbehandlung stellenweise aufgenommen wurde, beweist, daß in der Pariser „La Clinique infantile" in der Nummer vom November 1910 (Nr. 22) unter dem Titel „Une juste revendication à propos du 606" anonym ein kurzer polemischer Artikel publiziert wurde, der als Anmerkung folgende Bemerkung enthält: „D'aprés les reseignements que nous avons pu recueillir, le 606 serait un reméde des plus dangereux à manier dans la syphilis de l'enfance. On aurait observé plusieurs accidents mortels aprés son emploi chez les nourrissons." Das „Stefanie"-Kinderspital in Budapest konnte seine einschlägigen Erfahrungen bereits zu Beginn 1911 publizieren und ich war in der Lage, als einer der ersten zu der von EHRLICH aufgeworfenen Frage das Wort zu ergreifen. In der Konklusion meines Artikels konnte ich 1911 erklären, daß Säuglinge, deren Befinden zufriedenstellend ist und die an der Mutterbrust genährt werden, das Salvarsan, 1 Centigramm auf das kg Körpergewicht intraglutäal ohne Schaden gut vertragen und daß unser behandeltes Säuglingsmaterial sehr geeignet ist, bei meinen Kinderärzte-Kollegen jene Bedenken zu zerstreuen, denen — hinsichtlich der primären direkten Salvarsandarreichung bei Säuglingen — EHRLICH selbst in der Versammlung zu Frankfurt so nachdrücklich Ausdruck gab. An dieser Stelle will ich nur kurz registrieren, daß die Anwendung des Neo-Salvarsan auch in der pädiatrischen Praxis an die Stelle des Salvarsan getreten ist, denn es bildete für uns alle eine Beruhigung, daß die Anwendung der Neosalvarsanlösung das Auftreten von Gewebsnekrosen geradezu ausschließt.

Die am Krankenbett gewonnenen Erfahrungen haben uns gar bald belehrt, daß die von EHRLICH zu Beginn erhoffte Sterilisatio magna von der ursprünglich empfohlenen einmaligen Injektion kaum zu erwarten ist und dieser Umstand hat unsere Syphilistherapie alsbald wesentlich abgeändert. Ausnahmsweise kann aber die einmalige intraglutäale Anwendung des Salvarsan in

entsprechender Dosis auch bei Lues congenita die Sterilisatio magna
herbeiführen. Das beweist unser auch literarisch gewürdigter Fall,
der 1910 mit schwerer Lues des Säuglingsalters in unsere Behandlung
kam und seither, also seit 11 Jahren symptomatisch als total geheilt
bezeichnet werden kann und die erst vor wenigen Monaten durchgeführte Wassermannreaktion war ebenfalls vollkommen negativ.

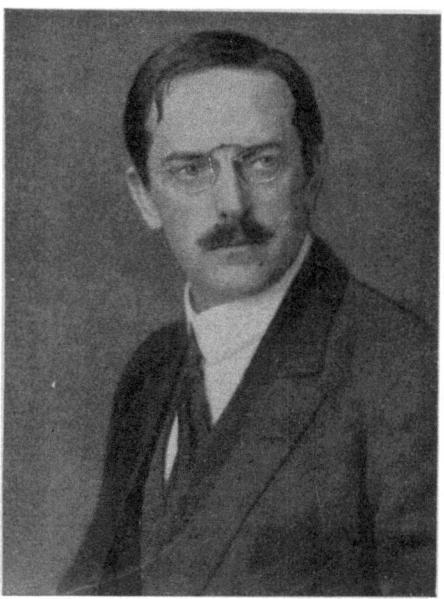

Abb. 95.   Cl. v. Pirquet.

Auch das Kapitel der Tuberkulose des Kindesalters erfuhr in den
ersten Jahren des 20. Jahrhunderts eine Bereicherung: die Kutan-
reaktion von Cl.v. Pirquet brachte uns in den Besitz eines diagno-
stischen Zeichens, das am Krankenbett Wichtigkeit erlangen kann
und die sehr wertvollen Publikationen von Pirquet (Abb. 95)
haben das Bild der Pathologie der Tuberkulose noch schärfer
herausmodelliert. Die Vervollkommnung des Röntgenverfahrens
hat die Diagnostik der Tuberkulose der Lungen und der peribronchialen Drüsen erheblich erleichtert und die bedeutende Vervollkommnung der Diagnose der von Lalouette (1780), Leblond

(1824), später von BARTHEZ und RILLIET (1840 und 1842) bereits gekannten peribronchialen Drüsentuberkulose ermöglicht es nunmehr, daß bei Drüsentuberkulose, die dem Durchbruch nahe ist, der Drüsenabszeß mit Hilfe der KILLIANschen Bronchoskopie endobronchial eröffnet und entleert werde, wie das durch einige schöne Fälle des „Stefanie"-Kinderspitals demonstriert wird (PAUNZ). Während bei der infantilen Tuberkulosebehandlung die Tuber-

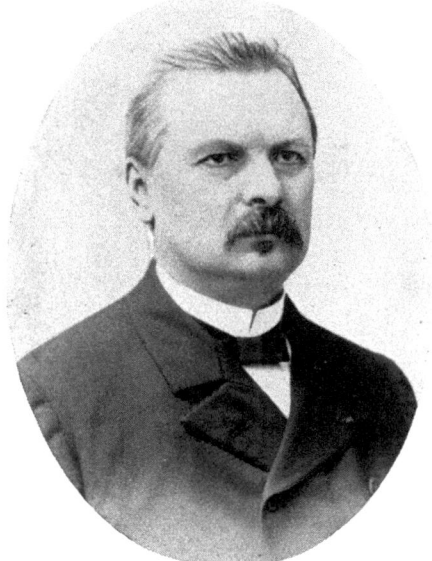

Abb. 96. V. HUTINEL.

kulintherapie im 20. Jahrhundert .keinen besonderen Fortschritt aufweist, ja in ihrer Bedeutung sogar zurückgegangen ist, zeigt die von ROLLIER eingeführte Heliotherapie und die künstliche Höhensonnenbehandlung besonders bei der Therapie der lokalen Tuberkulose stufenweise Vervollkommung und wird immer segensreicher.

Wir beobachten in diesem Zeitabschnitt den rapiden Fortschritt der Pädiatrie nicht nur auf dem Gebiet der Infektionskrankheiten. Nahezu alle Kapitel der Kinderheilkunde zeigen rasch Bereicherung, so daß HUTINEL (Abb. 94) im Voiwort seines 1909 erschienenen fünfbändigen Sammelwerkes mit Recht schreiben konnte: „la

Médecine infantile ... se transforme avec une rapidité immense". Die zahlreichen literarischen Produkte haben das Erscheinen neuer Fachzeitschriften zur Folge, wie z. B. die Zeitschrift f. Kinderheilk. und Monatsschrift f. Kinderheilk., die Publikation der zusammenfassenden umfangreicheren Arbeiten aber ermöglicht seit 1908 die Ergebnisse der Inneren Medizin u. Kinderheilkunde, die bisher 18 Bände umfaßt und in der

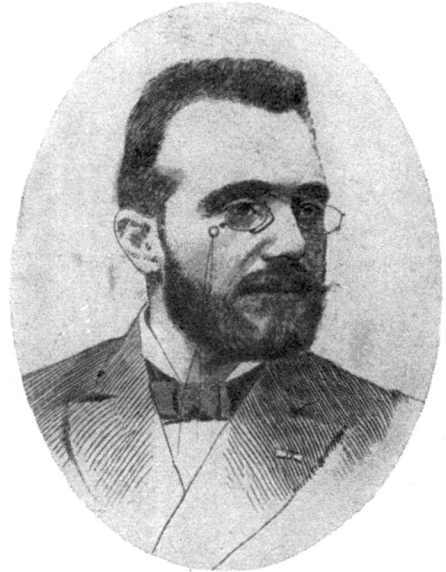

Abb. 97.
P. BUDIN, Gründer der „Gouttes de lait".

schon bisher eine stattliche Reihe von auf hohem Niveau stehenden pädiatrischen Monographien veröffentlicht wurde. Nebstbei zeigt auch unsere Hand- und Lehrbücherliteratur eine erhebliche Bereicherung. Neben dem bereits erwähnten umfangreichen Werk von HUTINEL, das er im Verein mit seinen hervorragenden Schülern angefertigt hat und das eine würdige Fortsetzung des mächtigen Werkes von GRANCHER-COMBY bildet, erschienen die grundsteinlegenden Werke von CZERNY und KELLER, und FINKELSTEIN, ferner das große Werk von PFAUNDLER und SCHLOSSMANN, das noch nicht abgeschlossene wertvolle Sammelwerk von BRÜNING und

SCHWALBE[1]), die zwei Bände umfassende klassische Kinderheilkunde von HEUBNER, die anläßlich der Eröffnung der von ihm
geschaffenen neuen Berliner Kinderklinik erschienen ist, ferner
finden wir das unter Mitwirkung zahlreicher Mitarbeiter zustande-
gekommene hervorragende deutsche Lehrbuch des Züricher Professors FEER, das innerhalb weniger Jahre nunmehr seine sechste
Auflage erreicht hat. Wir finden ferner auf dem Büchermarkt das

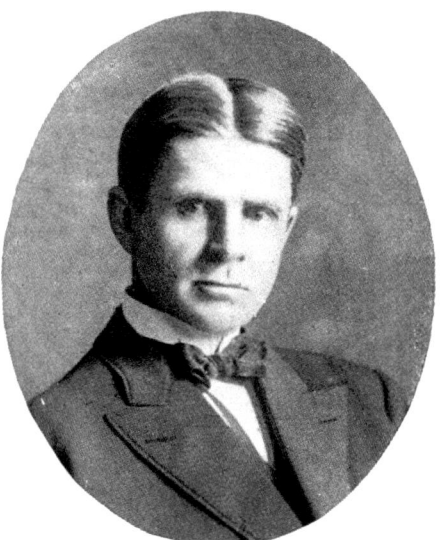

Abb. 98. E. HOLT.

Werk von PIERRE BUDIN (Abb. 97), E. WEILL und LESAGE in
Frankreich, das Werk von THOMSON in England, ferner die Werke
von E. HOLT (Abb. 98), H. KOPLIK, M. ROTCH, CHAPIN, TAYLOR
und WELLS in den Vereinigten Staaten, sowie das bereits erwähnte
hervorragende Werk von GUNDOBIN in Rußland, das in deutscher
Sprache unter dem Titel: Die Besonderheiten des Kindesalters erschienen ist. Auf all diese Werke können wir stolz sein.
Das umfangreiche Werk von GUNDOBIN, das eine reiche Fundgrube
der russischen Fachpublikationen bildet, ist eine Arbeit, die kein
Pädiater missen kann und wir schulden LANGSTEIN, der die Über-

[1]) Handb. d. allg. Pathologie und pathol. Anatomie des Kindesalters. 1914.

setzung durchführen ließ, aufrichtigen Dank. Ergänzend sei noch erwähnt, daß das gründliche Werk des Professors für Geburtshilfe in Gießen RUD. TH. v. JASCHKE über die Physiologie, Ernährung und Pflege der Neugeborenen sowie die Arbeit von v. REUSS (Wien) über die Krankheiten der Neugeborenen eine wirklich wertvolle Ergänzung der angeführten Serie bilden. Im Anschluß hieran will ich nur erwähnen, daß 1913 unter meiner Redaktion auch auf dem ungarischen Büchermarkt eine 700 Seiten umfassende Kinderheilkunde erschienen ist, die nun nach kaum sechs Jahren bereits die dritte Auflage erreicht hat.

Die engere Berührung der Fachkollegen der verschiedenen Nationen wurde durch die wissenschaftlichen Zusammenkünfte erheblich gefördert, und zwar, außer den jährlichen Fachsitzungen der G e s e l l - s c h a f t f. K i n d e r h e i l k u n d e durch die internationalen medizinischen und hygienischen Kongresse (Budapest, Lissabon, London usw.). Von diesen war für uns besonders der internationale Ärztekongreß in Budapest wichtig, nicht nur weil dieser auch fachlich eine würdige Fortsetzung des überaus glänzend gelungenen Kongresses in Moskau bildete, sondern speziell deshalb, weil in unserer Fachsektion zuerst die Idee zur Reife gelangte, daß die Pädiater der einzelnen Staaten, die eine wissenschaftliche Tätigkeit entfalten, in eine internationale Gesellschaft zusammengefaßt werden sollen. In der Schlußsitzung der Fachsektion des Kongresses wurde der hochwichtige Antrag von dem allseits hochgeschätzten HUTINEL aus Paris gestellt und ich konnte vom Präsidentensitz enunzieren, daß die Fachsektion die Idee der internationalen Vereinigung mit Begeisterung akzeptiert und es für wünschenswert hält, daß die bezüglichen Vorarbeiten auf Grund des Entwurfes je früher in Angriff genommen werden. Nachdem HUTINEL die Sache in die Hand genommen hatte, war bereits im vorhinein die Sicherheit gegeben, daß der Wunsch alsbald erfüllt wird. Der Wunsch ging auch in Erfüllung, wie HUTINEL sagte: „l e v o e u, j e p o u r r a i s p r e s q u e d i r e l e r ê v e“ und die konstituierte A s s o c i a t i o n i n t e r n a t i o n a l e d e P é d i a t r i e konnte bereits am 6. Oktober 1912 in Paris zur ersten Beratung zusammentreten, die aus den Mitgliedern der in den einzelnen Ländern, so auch in unserem Vaterland entstandenen A s s o c i a t i o n n a t i o n a l e bestand. Dies waren denkwürdig schöne Beratungen in der französischen Hauptstadt und die beiden Referatsthemen, die auf der Tagesordnung standen: die Poliomyelitis und die Anämien des Kindesalters wurden eingehend erörtert und die Beratungen boten dem Auditorium echten wissenschaftlichen Genuß. Aber es schien, als ob schon Vorboten des zerstörenden Weltkriegssturmes vorhanden wären: die deutschen Pädiater waren in dieser Zusammenkunft verhältnismäßig spärlich vertreten und die Designierung des Ortes des folgenden, für 1915 geplanten II. Kongresses, der in Brüssel in Aussicht genommen war, entfesselte eine heftige Debatte.

Die Association internationale de Pédiatrie wurde durch den Krieg gelähmt, wir hoffen jedoch, daß diese schöne, für unser Fach hochbedeutsame Schöpfung in der Zukunft, wenn der Weltfriede die Nationen wieder vereinigt, die Pädiater der Welt abermals zu gemeinsamer wissenschaftlicher Arbeit versammeln wird.

Die ungarische pädiatrische Schule und mit ihr die ungarischen Kinderärzte waren auch im 20. Jahrhundert bestrebt, einen möglichst engen Kontakt mit den ausländischen Fachkollegen aufrechtzuhalten. Eben deshalb waren wir bestrebt, das kollegiale Verhältnis, das mit unseren österreichischen Kollegen in der Vergangenheit zwischen MAYR, WIDERHOFER und BÓKAI SEN. bestand, zu kräftigen. So haben anläßlich des 1909 in Budapest stattgehabten XVI. internationalen Ärztekongresses, welchem unsere österreichischen Kollegen sehr zahlreich anwohnten, die österreichischen und die ungarischen Pädiater auf Initiative von weil. ESCHERICH und meiner Wenigkeit beschlossen, einmal jährlich abwechselnd in Wien und in Budapest zur gemeinsamen Erörterung von wissenschaftlichen Fachfragen zusammenzukommen. Die erste Zusammenkunft fand am 30. April 1910 in Wien statt, wo unsere österreichischen Kollegen uns mit der liebenswürdigsten Gastfreundschaft und größten Zuvorkommenheit empfingen, im prachtvollen Festsaal der kais. Ärztegesellschaft wurden wir vom Präsidenten der Gesellschaft, dem Gynäkologieprofessor CHROBAK und von ESCHERICH herzlichst begrüßt. Die zur Diskussion gestellten drei Referatsthemen: a) Tuberkulose des Kindesalters (Referenten: ESCHERICH, PREISICH), b) die Rolle der Kohlehydrate bei den Ernährungsstörungen der Säuglinge (Referent: v. REUSS) und c) operative Behandlung des chronischen Hydrocephalus (Referent: J. v. BÓKAY) wurden eingehend erörtert

und die sich an die Vorträge anschließenden Diskussionen waren
lebhaft und lehrreich. Außer diesen Themen gelangte noch eine
ganze Reihe von Vorträgen und Demonstrationen auf die Tagesordnung. Der erste Versuch hatte also Erfolg und wir Ungarn
verabschiedeten uns von unseren österreichischen Fachkollegen
in der Überzeugung, daß wir sie nach einem Jahr in Budapest
wiedersehen werden. Dieser Besuch war jedoch leider unterblieben,
weil der unerwartete Tod von ESCHERICH die österreichische Pädiatrie im folgenden Jahr in Trauer versetzte, die darauffolgenden
zwei Jahre aber für solche gemeinsame Sitzungen nicht geeignet
waren, weil der würdige Nachfolger von ESCHERICH, V. PIRQUET,
als Generalsekretär der nach Wien einberufenen deutschen Wanderversammlung mit der Vorbereitung und Veranstaltung derselben
vollkommen in Anspruch genommen war. Die ungarischen Pädiater
haben jedoch die Verbindung aufrechterhalten und begaben sich
1912, als die österreichischen Pädiater am 20. Oktober den 70. Geburtstag unseres illustren, in Pozsony geborenen Fachkollegen
KASSOWITZ feierten, unter meiner Leitung korporativ in die
Kaiserstadt, um an der Ehrung des hervorragenden Gelehrten teil-
zunehmen. Gleichsam als Erwiderung hierfür unternahmen die
Pädiater, die an der 1913 in Wien stattgehabten Wanderversammlung teilnahmen, nach der Beendigung der Fachsitzung der Gesellschaft f. Kinderheilkunde, im Verein mit den Wiener Fachkollegen
unter der Leitung von HOCHSINGER, KNÖPFELMACHER und des erst
vor kurzem verstorbenen hervorragenden Kollegen THIEMICH
einen Ausflug nach Budapest, um unsere neueren sanitären Insti-
tutionen, und das mit dem „Stefanie"-Kinderspital in Verbindung
stehende neue Gebäude der Universitäts-Kinderklinik zu be-
sichtigen. Bei diesem Anlaß legten sie als Zeichen pietätvollen
Gedenkens auf den Sockel der Statue von BÓKAI SEN. einen
mächtigen, mit rot-weiß-grünem Band geschmückten Palmenkranz
nieder (Abb. 99).

*   *   *

Es ist ein blasses, lückenhaftes Bild, das ich von der Entwicklung
und dem heutigen Stand der Kinderheilkunde in der ganzen Welt
und in unserem Vaterlande gezeichnet habe. Die Entwicklung der

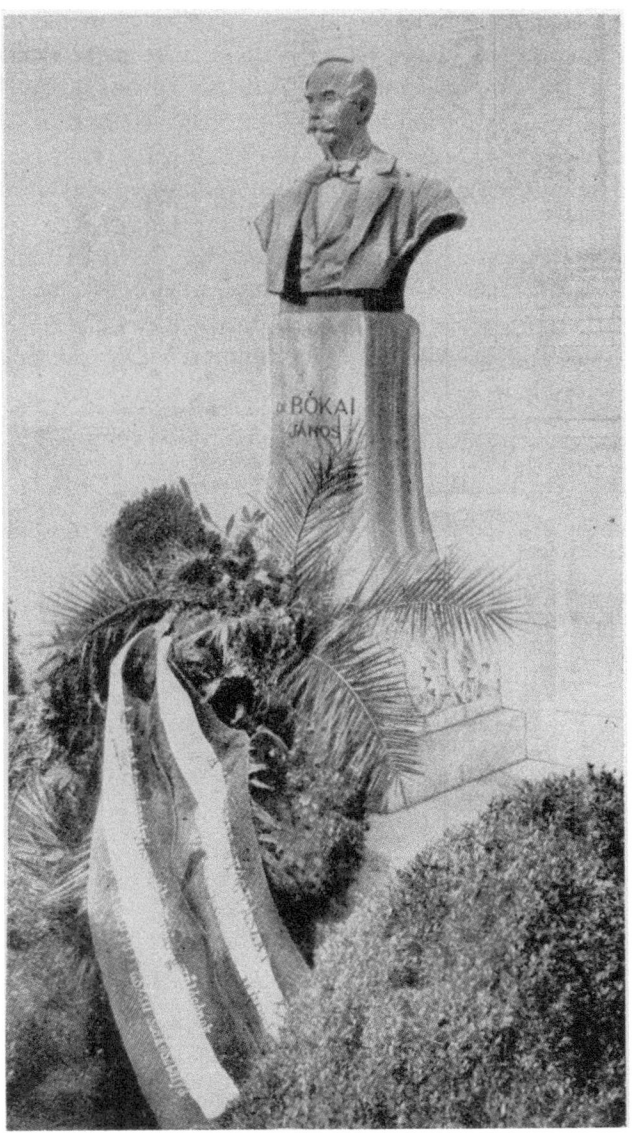

Abb. 99. Die Statue von Bókai sen. im Vorgarten des Stefanie-Kinderspitals
in Budapest mit dem Kranz der Gesellschaft f. Kinderheilkunde.

Pädiatrie fand zu Beginn nirgends rosenbestreute, glatte Pfade, sondern hatte einen schweren dornigen Weg zu beschreiten und sie konnte nur langsam, von Schritt zu Schritt vorwärtskommen. Schließlich hat sie es erreicht, daß heute bereits überall in der zivilisierten Welt Staatsgewalt und Gesellschaft Hand in Hand mit den Fachmännern dahin streben, die kommende Generation dem Leben zu retten, damit diese aus den Trümmern das glücklichere neue Zeitalter schaffe.

Die Kinderheilkunde ist heute bereits überall in der zivilisierten Welt in den Rahmen des Universitätsunterrichtes eingefügt[1]).

Bei uns in Ungarn ist der Besuch des pädiatrischen Kollegs für ein Semester obligatorisch und die Pädiatrie ist Gegenstand der III. medizinischen Prüfung.

---

[1]) E. FEER. Die Kinderheilkunde im Universitätsunterrichte Deutschlands. Verh. d. Ges. f. Kinderh. 1909. — O. HEUBNER. Physiologie u. Pathologie des Säuglingsalters im Universitätsunterricht. III. Intern. Kongr. f. Säuglingsschutz, Berlin 1911. — O. HEUBNER. Über die Notwendigkeit der Errichtung von Kinderkliniken an den preußischen Universitäten. Klin. Jahrb. 1913. — M. PFAUNDLER. Der Universitätsunterricht in der Kinderheilkunde. Blätter f. Säuglingsfürsorge. — H. BRÜNING. Über die Entwicklung der Kinderheilkunde als Unterrichtsfach an den deutschen Universitäten. Geschichte der Medizin und der Naturwissenschaften 1920 Bd. XIX.

Verlag von Julius Springer in Berlin W 9

Bibliographie der gesamten Kinderheilkunde für das Jahr 1920. Herausgegeben von der Redaktion des Zentralblattes für die gesamte Kinderheilkunde (Dr. H. Putzig). 1922.
Preis M. 420.—

Zur hundertjährigen Geschichte der Chirurgischen Universitätsklinik zu Königsberg i. Pr. Von Professor Dr. **Martin Kirschner,** Direktor der Klinik. Mit 37 Textabbildungen, darunter 3 Bauplänen. 1922.
Preis M. 57.—

Ärzte=Briefe aus vier Jahrhunderten. Von Dr. med. **Erich Ebstein.** Mit Bildern und Schriftproben. 1920.
Preis M. 14.—; gebunden M. 17.60

Deutsche Irrenärzte. Einzelbilder ihres Lebens und Wirkens. Herausgegeben mit Unterstützung der Deutschen Forschungsanstalt für Psychiatrie in München, sowie zahlreichen Mitarbeitern von Professor Dr. **Theodor Kirchhoff** in Schleswig.
Erster Band. Mit 44 Bildnissen. 1921.
Gebunden Preis M. 180.— (einschl. Verlagsteuerungszuschlag)
Zweiter Band. Mit zahlreichen Bildnissen.
Erscheint im Herbst 1922

Psycho=pathologische Dokumente. Selbstbekenntnisse und Fremdzeugnisse aus dem seelischen Grenzlande. Von **Karl Birnbaum.** 1920.
Preis M. 42.—; gebunden M. 49.—

Leben und Arbeit, Gedanken und Erfahrungen über Schaffen in der Medizin. Von Professor Dr. **W. A. Freund.** Mit 10 Abbildungen und dem Bildnis des Verfassers. 1913. Preis M. 5.—; gebunden M. 5.80

Verlag von J. F. Bergmann in München

Kurze Übersichtstabelle zur Geschichte der Medizin. Von Geh.-Rat Professor Dr. **L. Aschoff** und Privatdozent Dr. **P. Diepgen** in Freiburg. Zweite, vermehrte Auflage. 1920. Preis M. 5.—

Erinnerungen eines deutschen Arztes und Hochschullehrers 1858—1914. Von Professor Dr. **O. Körner** in Rostock. Mit 9 Bildnissen. 1920. Preis M. 21.—; gebunden M. 28.—

Hierzu Teuerungszuschläge

Lehrbuch der Säuglingskrankheiten. Von Professor Dr. H. Finkelstein in Berlin. Dritte, vermehrte und verbesserte Auflage. Mit etwa 175 zum Teil farbigen Textabbildungen. Erscheint im Herbst 1922

Die Krankheiten des Neugeborenen. Von Dr. August Ritter von Reuß, Assistent an der Universitäts-Kinderklinik, Leiter der Neugeborenenstation an der I. Universitäts-Frauenklinik zu Wien. Mit 90 Textabbildungen. (Aus „Enzyklopädie der klinischen Medizin", Spezieller Teil.) 1914. Preis M. 22.—

Hautkrankheiten und Syphilis im Säuglings= und Kindes=alter. Ein Atlas. Herausgegeben von Professor Dr. H. Finkelstein in Berlin, Professor Dr. E. Galewsky in Dresden, Dr. L. Halberstaedter in Berlin. Mit 123 farbigen Abbildungen auf 56 Tafeln nach Moulagen von F. Kolbow, A. Tempelhoff und M. Landsberg. 1922.
Gebunden Preis M. 800.—

Atlas der Hygiene des Säuglings und Kleinkindes. Von Professor Dr. Langstein, Direktor des Kaiserin Auguste Viktoria-Hauses, Reichsanstalt zur Bekämpfung der Säuglings- und Kleinkindersterblichkeit und Professor Dr. Rott, Direktor des Organisationsamtes für Säuglings- und Kleinkinderschutz im Kaiserin Auguste Viktoria-Haus. Für Unterrichts- und Belehrungszwecke. Zweite Auflage. Mit 100 Tafeln und 12 Seiten. In Mappe Preis M. 1800.—

Diagnostik der Kinderkrankheiten mit besonderer Berücksichtigung des Säuglings. Eine Wegleitung für praktische Ärzte und Studierende. Von Professor Dr. E. Feer, Direktor der Universitäts-Kinderklinik in Zürich. (Aus „Enzyklopädie der klinischen Medizin", Allgemeiner Teil.) Zweite, vermehrte und verbesserte Auflage. Mit 240 Textabbild. 1922. Preis M. 270.—; geb. M. 360.—

Einführung in die Kinderheilkunde. Ein Lehrbuch für Studierende und Ärzte. Von Dr. B. Salge, o. ö. Professor der Kinderheilkunde, zur Zeit in Marburg a. d. L. Vierte, erweiterte Auflage. Mit 15 Textabbildungen. 1920. Gebunden Preis M. 22.—

Prophylaxe und Therapie der Kinderkrankheiten mit besonderer Berücksichtigung der Ernährung, Pflege und Erziehung des gesunden und kranken Kindes nebst therapeutischer Technik, Arzneimittellehre und Heilstättenverzeichnis. Von Professor Dr. F. Göppert, Direktor der Universitäts-Kinderklinik in Göttingen und Professor Dr. L. Langstein, Direktor des Kaiserin Auguste Viktoria-Hauses in Berlin-Charlottenburg. Mit 37 Textabbildungen. 1920.
Preis M. 36.—; gebunden M. 42.—

Die Nasen=, Rachen= und Ohr=Erkrankungen des Kindes in der täglichen Praxis. Von Professor Dr. F. Göppert, Direktor der Universitäts-Kinderklinik zu Göttingen. Mit 21 Textabbildungen. (Aus „Enzyklopädie der klinischen Medizin", Spezieller Teil.) 1914. Preis M. 9.—

Hierzu Teuerungszuschläge

MIX
Papier aus verantwortungsvollen Quellen
Paper from responsible sources
FSC® C105338

If you have any concerns about our products,
you can contact us on
ProductSafety@springernature.com

In case Publisher is established outside the EU,
the EU authorized representative is:
Springer Nature Customer Service Center GmbH
Europaplatz 3, 69115 Heidelberg, Germany

Printed by Libri Plureos GmbH
in Hamburg, Germany